신체교정을 위한 Point YOGA

신체교정을 위한
Point YOGA

김현남

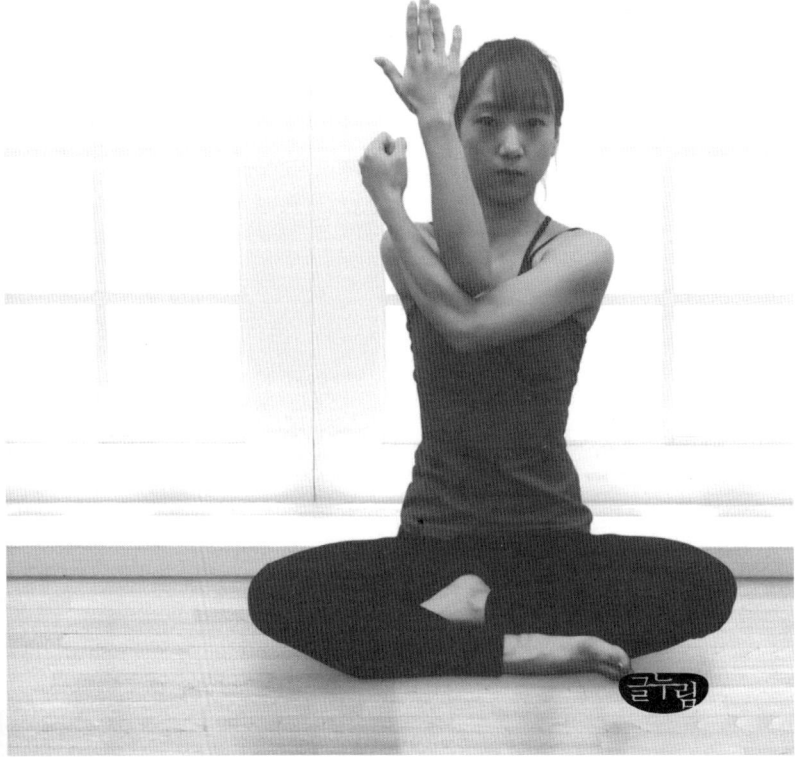

머리말

 힌두교의 종교 수행의 하나였던 요가가 현대사회에서 각광받게 된 것은 철저하게 실천 중심의 수행법으로써 언제 어디서나 가능하고 효과적인 운동프로그램으로 전환이 가능하다는 점 때문이다.
 생활무용학과에서 요가 학습의 필요성은 단순히 심신수련으로 그치지 않는 폭넓은 적용 범위에서 생겨난다. 요가는 심신(心身)의 효과를 얻을 수 있을 뿐만 아니라, 일상적 신체활동에 필요한 근력과 지구력, 유연성, 호흡 명상을 통한 심폐능력 향상 효과가 탁월하다. 이런 필요성이야말로 전문 생활무용인이 갖추어야 할 전문능력이 아닐 수 없다.
 이 책은 오늘의 현대인들이 잘못한 자세와 습관에서 생겨난 신체 불균형을 교정, 해소하는 데 중점을 두었다. '요가를 통한 신체교정은 어떻게 수행할까' 하는 물음은 요가수업에서 중요한 학습목표이다.
 책의 구성은 크게 3장으로 이루어져 있다.
 1장에서는 신체 불균형의 원인을 짚어보고, 요가 시작 전에 심장의 무리를 덜고 온몸의 기혈과 관절의 유연성을 돕는

준비동작인 '파반묵타'를 소개한다. 손발과 어깨 팔꿈치와 옆구리, 폐와 척추, 목, 다리의 기혈풀기 등의 준비운동만으로도 신체 불균형에서 오는 질환과 통증을 상당부분 해소할 수 있다는 점에서 매우 유용하다.

2장에서는 어깨 교정, 골반 교정, 척추 교정에 필요한 필수적인 요가 동작으로 소개하고 있다. 어깨 부위와 골반, 척추 교정을 중점으로 배치한 까닭은 신체교정이 이들 부위에 집중되기 때문이다.

3장에서는 정리와 휴식을 위한 요가동작으로 일종의 마무리운동에 해당한다. 마무리운동은 모든 자세를 수련한 뒤 신체에 휴식을 부여하는 수단이므로 절대로 가볍게 여겨서는 안된다. 마무리 동작을 통해 명상과 복식호흡, 교호호흡을 수련함으로써 집중력과 신체의 휴식을 얻을 수 있다.

이 책은 사진을 통해 학습자 스스로가 동작을 완성해 가는 절차를 느낄 수 있도록 본문을 배치했다.

요가 동작의 수행과정을 통해 자신의 신체교정 경험을 얻고 다른 이들을 지도할 수 있는 기틀을 마련했으면 하는 게 저자의 소박한 바람이다.

2016년 2월
저자

차 례

머리말 / 5

들어가며 신체 불균형의 원인 _ 13

제1장 파반묵타 - 기혈풀기 _ 15

1) 발 기혈풀기 _ 15
2) 손 기혈풀기 _ 20
3) 어깨 기혈풀기 I, II _ 24
4) 팔꿈치 기혈풀기 _ 28
5) 옆구리 기혈풀기 _ 31
6) 폐 기혈풀기 _ 34
7) 척추 기혈풀기 _ 36
8) 목 기혈풀기 _ 40
9) 다리 기혈풀기 I, II _ 43

제2장 신체교정을 위한 요가 _ 51

* 어깨교정을 위한 point 요가 _ 52

  팔 당기기 자세 _ 58
  영웅무드라 자세 응용 _ 61
  소머리 자세 응용 _ 66
  가부좌 자세 응용 _ 68
  뒤로 합장 자세 _ 70

* 골반교정을 위한 point 요가 _ 74

  물고기 응용 자세 _ 80
  누워서 비틀기 자세 _ 83
  후굴 비틀기 자세 _ 85
  성자 자세 _ 88
  비둘기 자세 _ 91
  비튼 큰 삼각 자세 응용 _ 94
  독수리 자세 _ 98

* 척추교정을 위한 point 요가 _ 101

  누워서 아치 자세 _ 105
  누워서 다리 당기는 자세 _ 108
  보트 자세 _ 111
  고양이 자세 _ 114
  큰 삼각 자세 응용 _ 118

제3장 정리와 휴식을 위한 필수 요가 _ 123

* 정리와 휴식을 위한 point 요가

  송장 자세 _ 127
  귀 압력 자세 _ 129
  목 풀기 자세 _ 132
  목 풀기 자세 II _ 136
  어깨·등 쉼 자세 _ 141
  허리 쉼 자세 _ 143
  후굴 자세 후 쉼 자세 _ 146

신체교정을 위한
Point YOGA

들어가며

신체 불균형의 원인

신체 불균형은 단순한 외형적 치우침만을 느끼는 것이 아닌 장기간 불균형이 지속되면 다양한 질환들을 유발시키므로 항상 주의해야 한다. 신체의 한쪽만 많이 사용하게 되면 반대쪽 근육이 약해지므로 불균형이 생길 수밖에 없다. 그렇기 때문에 신체의 사용하지 않는 쪽을 의식하며 잘못된 습관을 바로잡아 나가야 한다. 불균형인 신체 상태일수록 운동으로 다이어트 효과를 보기 힘들다.

* **바르지 못한 생활 습관**: 이동수단을 자가용으로만 하는 경우, 계단을 이용하지 않고 엘리베이터만 타는 경우.
* **나쁜 자세**: 고개를 숙인 자세, 등이 굽은 자세, 베개를 머리까지 닿게 하는 자세, 잠잘 때 옆으로 누워 자는 자세, 다리를 한쪽으로 꼬는 자세.
* **직업적 불균형의 지속성**: 잘되는 쪽만 사용하게 되는 체조선수, 무용수, 운전기사, 사무직, 재래식 부엌을 오래 사용하신 할머니들.

* **통증 원인 파악의 미숙함**: 통증의 원인을 다른 데서 찾는 경우
* **정확하지 않은 자가 진단**: 의료진 또는 운동처방사의 진단 필요

1장

파반묵타 - 기혈풀기

'기혈풀기'는 요가를 시작하기 전 심장의 무리를 막아주고 온몸의 기혈, 관절을 자연스럽게 풀어주는 미세한 동작을 말한다. 처음 요가를 시작할 때에는 기혈풀기를 하루에 한번씩 해주며, 서서히 간격을 두고 수행해 나간다.

기혈풀기는 발→손→어깨→팔→옆구리→폐→척추→목→다리 등의 순서로 자세를 충분히 인지하며 서서히 진행해 준다.

1) 발 기혈풀기

다리를 앞으로 쭉 펴고 앉아서 시작한다. 좌우로 힘을 빼고 발을 흔들어 준 다음, 바닥으로 처진 쪽 발을 먼저 무릎

위에 올려놓는다. 발목 돌리기를 좌우 10회 정도 해준다. 발바닥의 부위를 움푹 파인 주먹으로 강하게 쳐주기를 10회 정도 해 준다. 발끝 내려주고 올려주기, 무릎 누르기를 해준 다음, 발을 안쪽 허벅지에 붙여놓은 상태에서 깍지를 끼고 펴진 발을 감싸고 이마를 내려서 숙여주고 양팔은 옆으로 벌려서 가슴을 확장시킨다(내방 전굴 자세). 다시 발을 흔들어주고 발을 가슴 쪽으로 당겼다가 바닥으로 내리기를 반복해주며 마무리한다. 좌, 우를 서서히 한 번씩 진행한다.

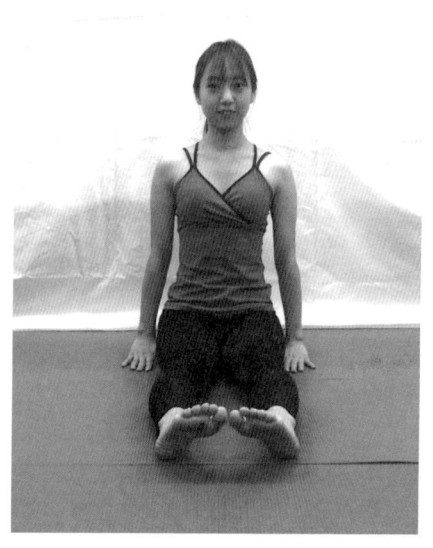

2

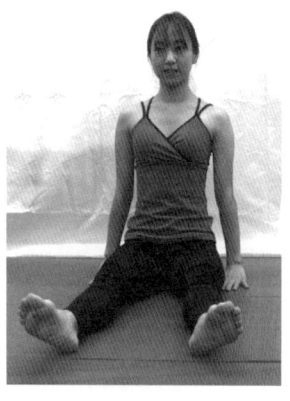

3

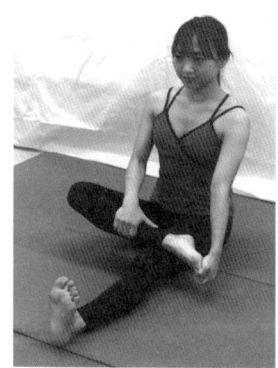

4

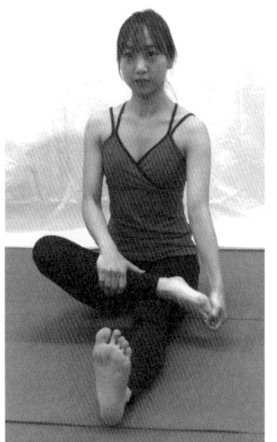

발목 좌우로 돌리기

5

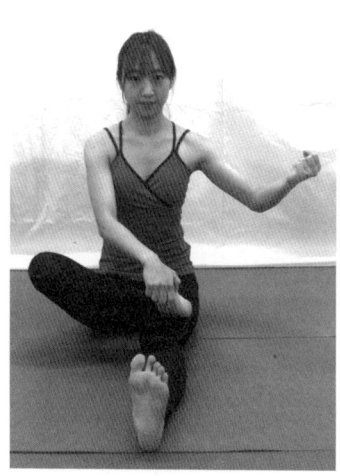

6

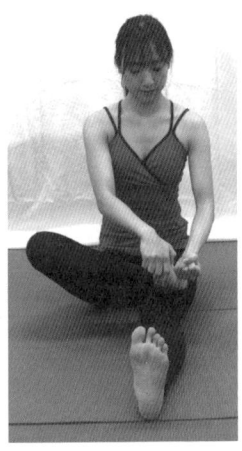

움푹 파인 부위 쳐주기

7

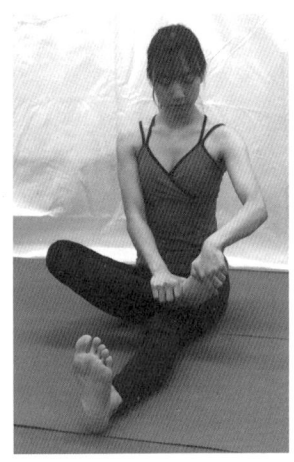

처진 발은 위로 들어올리고
반대편 발은 내려주기

8

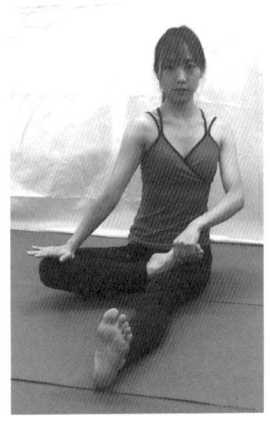

9

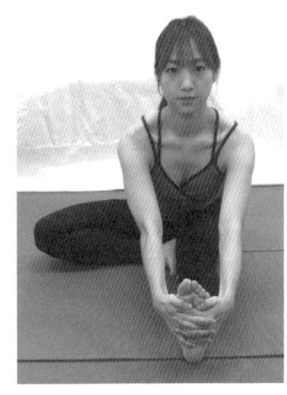

10

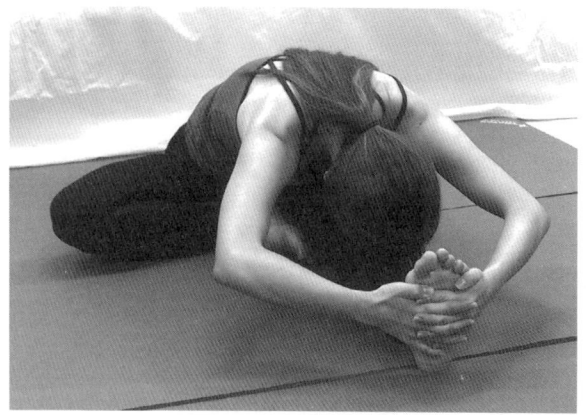

팔꿈치는 들어서 옆으로 유지한다

11 12

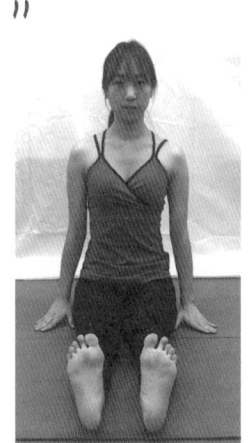 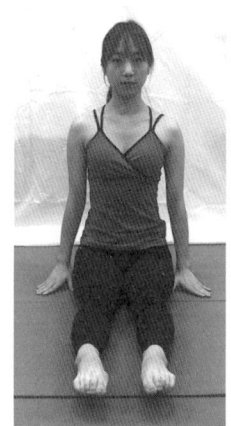

척추를 반듯하게 편다

효과

발의 피로를 풀어주는 효과.
발목 통증을 완화시켜 주는데 효과적.
뒷다리 근육의 경직을 풀어줌.
아사나 시작하기 전 기혈을 풀어주는 효과.

2) 손 기혈풀기

'손 기혈풀기'는 반가부좌나 가부좌 자세로 시작한다. 두 손을 가슴 앞으로 쭉 펴고 손바닥은 바닥을 향하게 한다. 손목을 위로 올려주기(들이쉬는 숨), 아래로 젖혀 주기(내쉬는 숨)를 5회 정도 반복한다. 다음으로 손가락 하나씩을 완전히 감싼 다음 가슴 쪽으로 당겨주기를 해준다. 마무리 동작으로 손 털어주기를 하며 정리한다. 손목의 기혈풀기로 이어간다. 손가락 방향을 가슴 쪽을 향해 바닥을 짚는다. 손등을 반대 손으로 눌러주며 손목에 자극을 준다. 들이쉬는 숨으로 척추를 펴주고 그 상태에서 가슴을 깊게 뒤로, 턱은 쇄골 쪽으로 당긴 다음 숨을 내쉰다. 숨을 들이쉬면서 다시 얼굴을 들고 척추를 펴준다. 3~4회 반복 후 팔을 풀어 손을 털며 마무리한다.

1

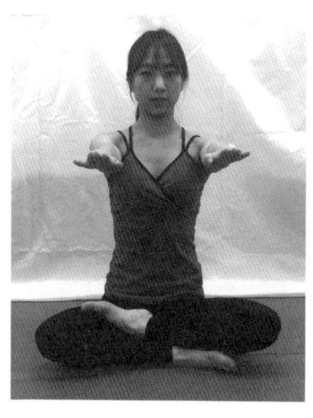

2

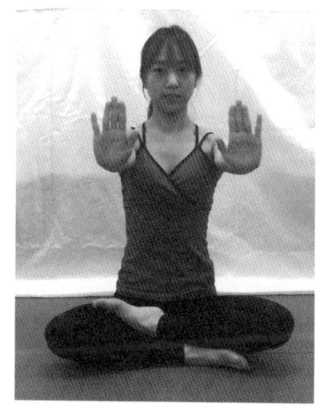

3

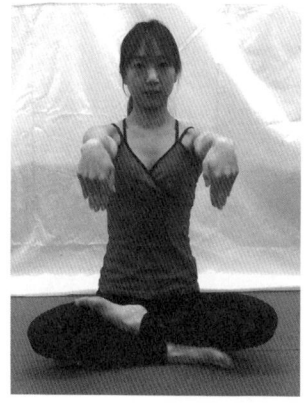

4

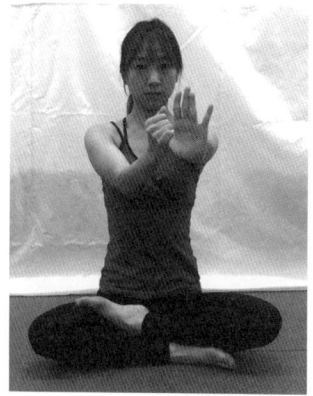

팔을 굽히지 않고 유지를 유지한다

5

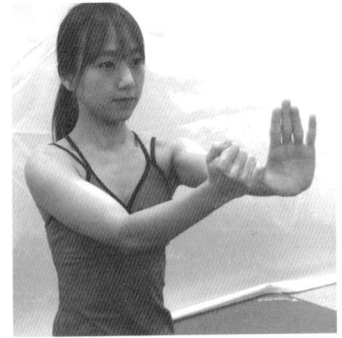

손가락 전체를 감싸준다

6

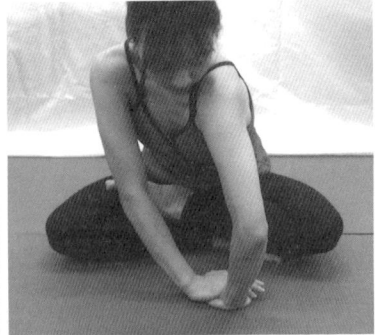

손바닥을 바닥에 밀착시킨다

7

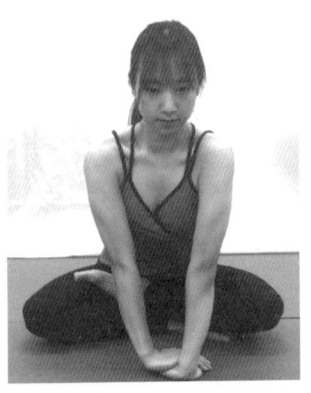

들이쉬는 숨

8

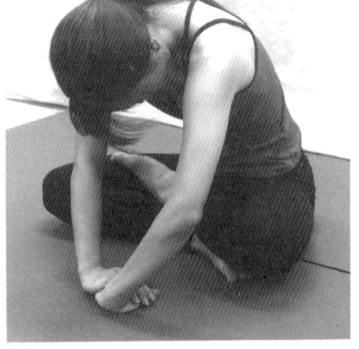

내쉬는 숨

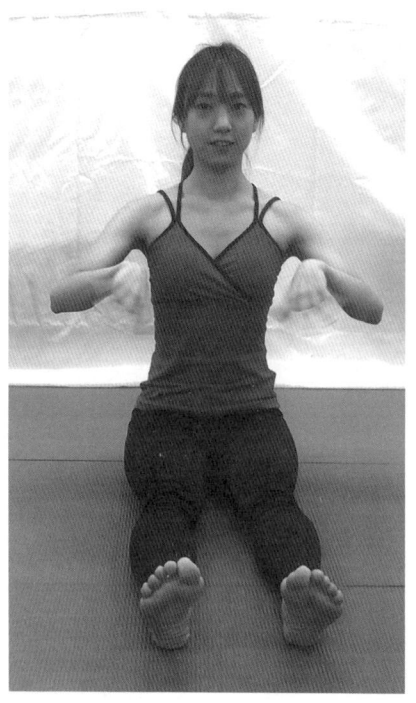

효과

손목, 손가락 경직을 풀어줌.

손목 통증 완화.

아사나를 시작하기 전 기혈을 풀어주는 효과.

3) 어깨 기혈풀기 Ⅰ, Ⅱ

어깨 기혈풀기 1. 반가부좌나 가부좌 자세로 시작한다. 척추를 펴고 두 팔은 수직으로 머리 위로 들어올린다. 손바닥끼리 마주보고 숨을 들이쉰 상태이다. 두 팔을 한 번에 툭 떨어뜨리면서 엄지손가락을 쇄골의 움푹 파인 부위에 살짝 고정시킨다. 이 동작은 숨을 내쉰 상태이다. 엄지손가락을 고정시킨 상태에서 팔꿈치를 안으로 세 번, 밖으로 세 번씩 돌려준다. 호흡을 편하게 하는 상태에서 반복해준다. 이때 척추가 무너지지 않도록 주의하며 어깨를 최대한 크게 돌리도록 노력한다.

어깨 기혈풀기 2. 반가부좌나 가부좌 자세로 시작한다. 척추를 반듯하게 편 상태에서 들이쉬는 숨으로 한쪽 팔을 머리 뒤로 넘겨 팔꿈치가 위를 향하도록 한다. 숨을 내쉬면서 반대쪽 손으로 팔꿈치를 잡아서 당겨준다. 이때 몸이 기울어지지 않도록 유의한다. 어깨와 팔에 자극을 의식한다. 마무리 동작으로 어깨를 돌려주고 어깨를 위 아래로 움직여준다.

1-1   1-2

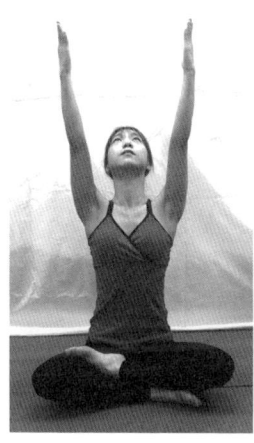
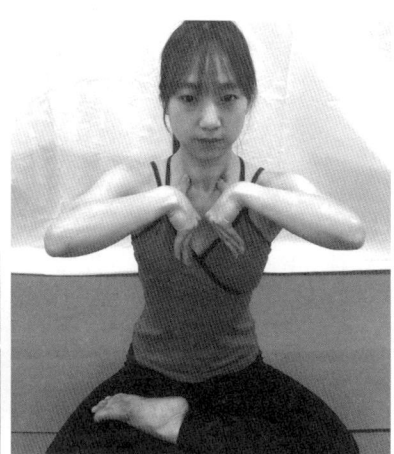

엄지손가락을 고정시킨다

1-3   1-4

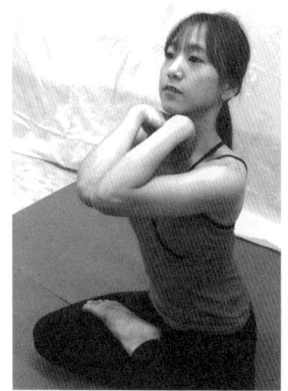
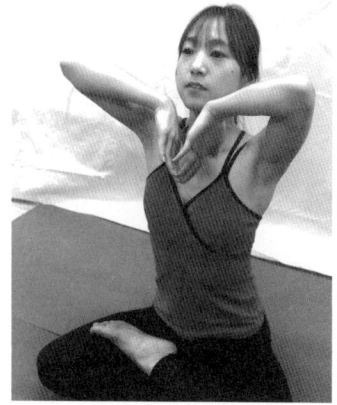

엄지손가락 고정

1장 파반묵타

1-5

1-6

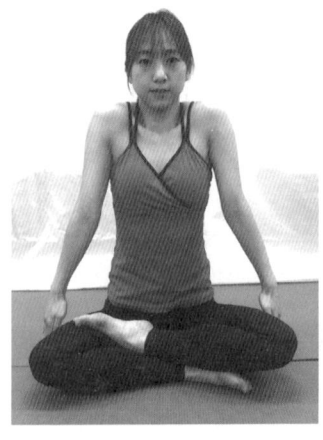

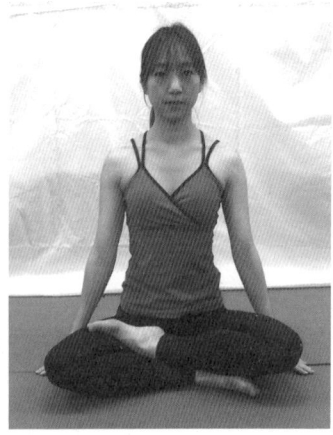

11-1

11-2

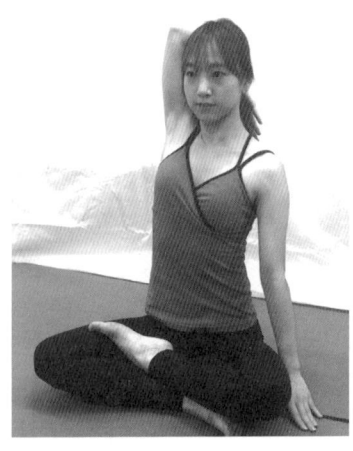

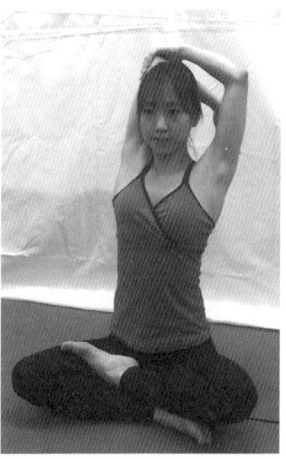

11-3

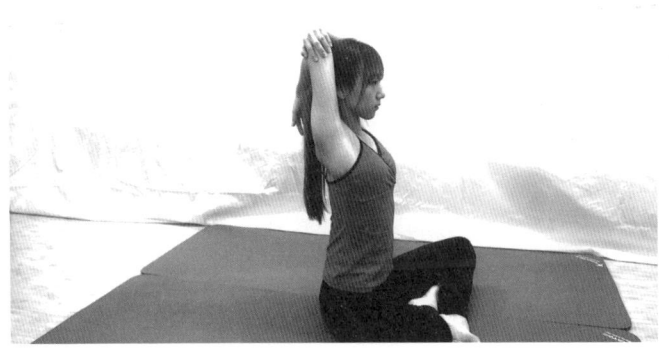

효과

어깨와 팔의 경직을 풀어줌.
팔뚝의 군살 제거에 효과. 척추를 반듯하게 펴주는 효과.
아사나를 시작하기 전 기혈을 풀어주는 효과.

4) 팔꿈치 기혈풀기

'팔꿈치 기혈풀기'는 반가부좌나 가부좌 자세로 시작한다. 두 팔을 가슴 앞에서 교차시켜 손바닥끼리 잡는다. 팔을 편 상태를 유지하며 두 손을 가슴 앞에서 바깥으로 빼준다. 숨을 들이쉬면서 잡은 손을 들어올린다. 시선은 손을 따라간다. 숨을 충분히 내쉬며 자세를 유지한다. 서서히 두 팔을 가슴 안쪽으로 돌린 다음, 빼주고 손을 풀어서 털어준다. 손목, 팔꿈치, 팔뚝 등에 자극이 온다. 자세가 많이 힘들 때에는 동작을 무리해서 취하지 않는다. ① ②번을 먼저 반복하고 충분히 인지되어 편해지면 마무리까지 이어간다.

1

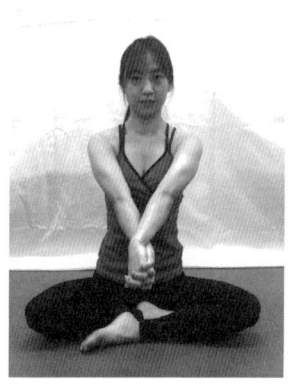

2

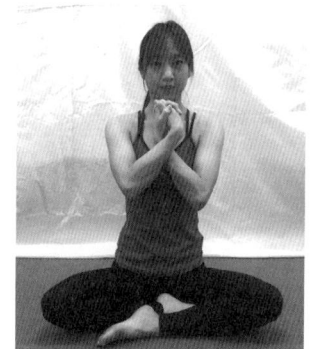

3   4

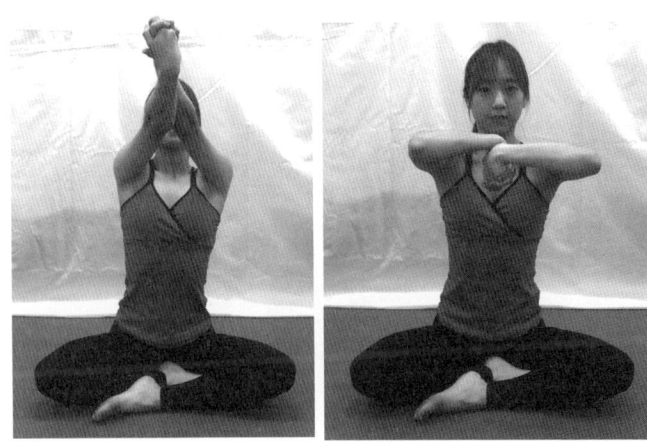

손목이 꺾이지 않도록 주의한다

5   6

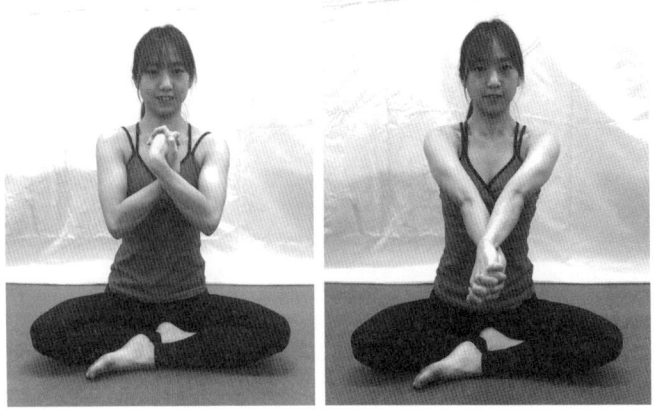

7

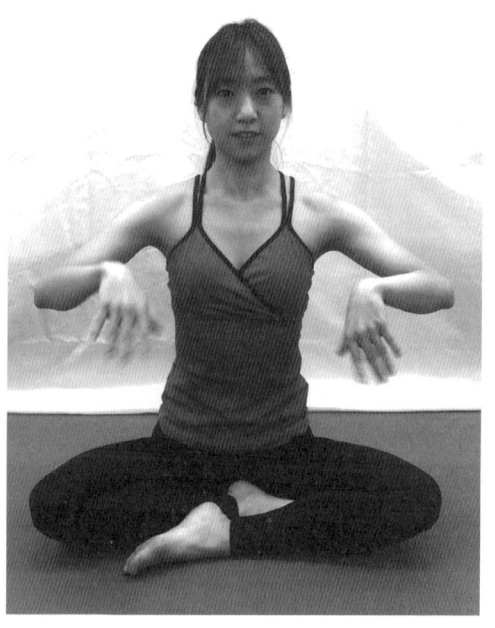

효과

팔의 경직을 풀어줌.
팔 안쪽 근육을 풀어주고 군살 제거에도 효과적임.
아사나를 시작하기 전 기혈을 풀어주는 효과.

5) 옆구리 기혈풀기

'옆구리 기혈풀기'는 반가부좌나 가부좌 자세로 시작한다. 한쪽 팔을 엉덩이 옆 바닥에 내려놓는다. 반대편 팔을 수직으로 들어서 들이쉬는 숨에 옆구리를 늘리면서 기울여준다. 이때 척추가 굽어지지 않도록 팔을 최대한 어깨와 같은 선상에서 똑바로 내려준다. ④번은 팔이 지나치게 앞으로 내려와 있기 때문에 척추, 견갑골이 바르게 펴지지 않은 상태이다. 시선은 위 손바닥을 보며 숨을 충분히 내쉰다. 자세가 인지되었으면 서서히 원위치로 돌아와 옆구리를 좌우로 움직여주며 호흡을 정리하고 반대쪽을 진행한다. 이때 엉덩이가 들리지 않도록 주의한다.

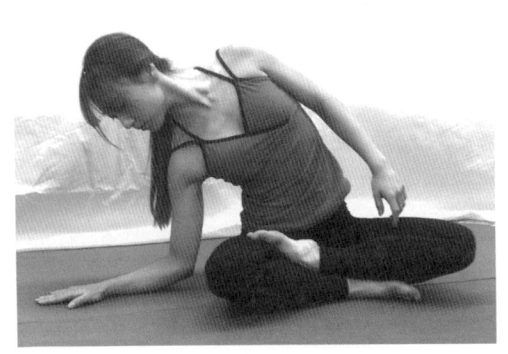

팔꿈치 위치는 엉덩이와 같은 라인

2

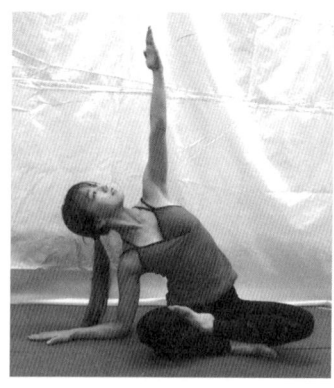

3

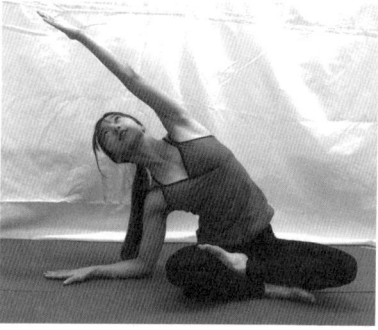

팔을 최대한 뒤로 보냄

4

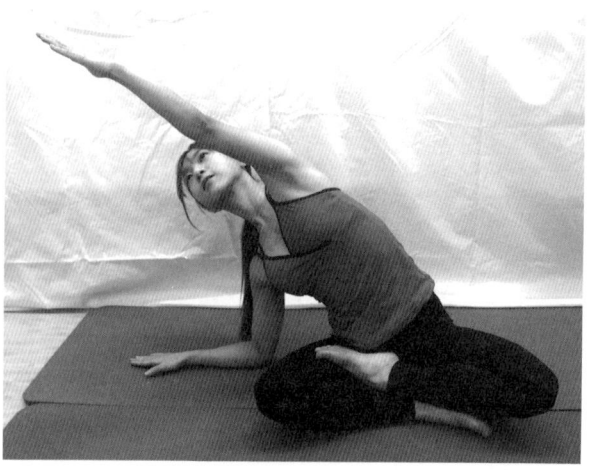

틀린 자세 : 팔이 앞으로 와 있다

5

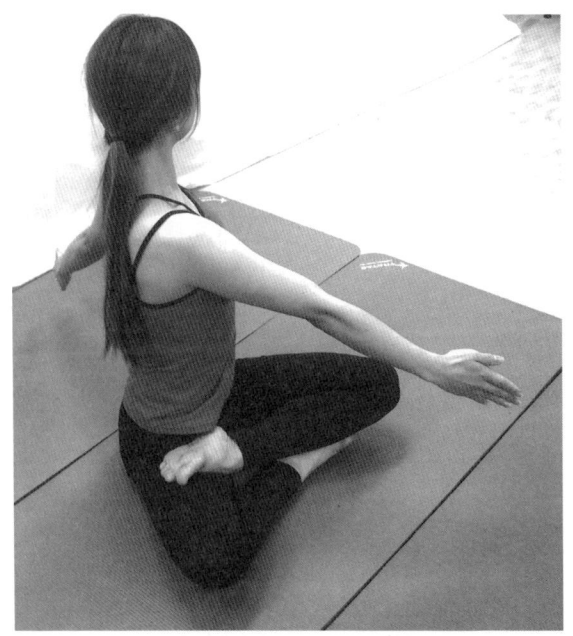

몸통을 좌우로 돌리며 마무리한다

효과

옆구리의 경직을 풀어줌.
옆구리의 군살 제거에 효과적.
아사나를 시작하기 전 기혈을 풀어주는 효과.

6) 폐 기혈풀기

'폐 기혈풀기'는 반가부좌나 가부좌 자세로 시작한다. 가슴 앞에서 합장한 상태에서 서서히 숨을 들이쉬면서 두 팔을 위로 들어올린다. 이때 시선은 손을 따라간다. 그 상태에서 깍지를 끼고 팔 전체를 머리 뒤로 넘긴다. 두 검지를 펴서 수직으로 당기는 효과를 높여준다. 이때 시선은 정면 코끝 방향의 먼 곳을 본다. 숨을 내쉬며 자세를 충분히 유지하고 두 팔을 풀어 서서히 옆으로 내리면서 무릎 위에 올려놓는다. 충분한 호흡으로 가슴을 들어 올리고 떨어뜨리고를 반복하며 편안한 호흡으로 마무리한다. 이 자세는 '앉아서 산 자세'라고도 한다.

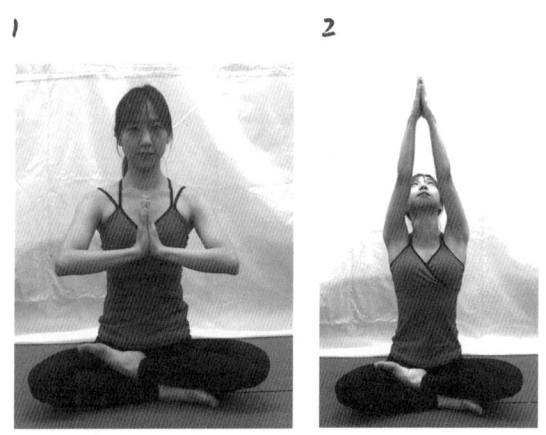

3

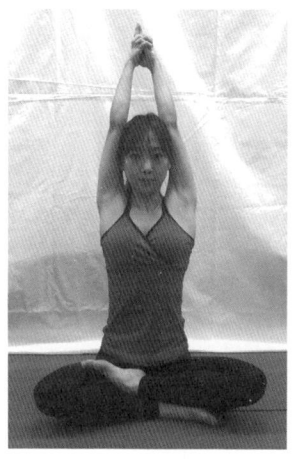

손바닥이 벌어지지 않도록 하고
팔이 굽혀지지 않도록 유의한다

4

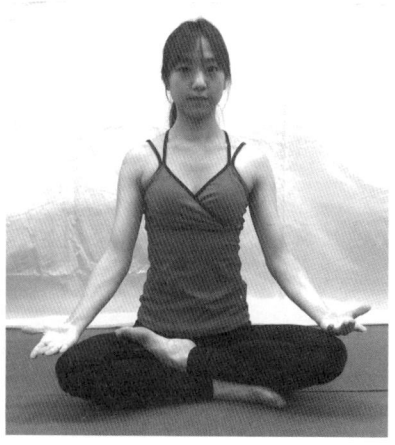

숨을 들이쉰 상태의 동작

5

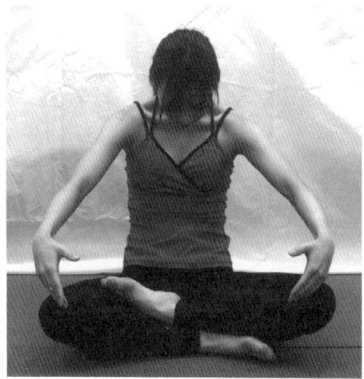

숨을 내쉬는 상태의 동작

효과

폐의 긴장을 풀어주고 몸의 무리를 막아주는 효과.
호흡을 깊게 느낄 수 있게 해주는 효과.
아사나를 시작하기 전 기혈을 풀어주는 효과.

7) 척추 기혈풀기

반가부좌나 가부좌 자세로 시작한다. 두 팔을 앞으로 나란히 하듯 뻗어주는데 손바닥은 바깥을 향하게 만든다. 들이쉬는 숨에 두 팔은 등 뒤에서 깍지를 낀다. 턱을 쇄골 쪽으로 당기며 깍지 낀 두 팔을 등 뒤에서 길게 펴준다. 숨을 충분히 내쉬고 자세를 유지한다. 당긴 팔을 엉덩이 뒷편 바닥을 살짝 짚고 들이쉬는 숨에 가슴을 들어 확장시키고 얼굴은 하늘을 바라본다. 이때 숨을 길게 내쉰다. 다시 상체를 숙여서 이마를 바닥으로 향하고 깍지 낀 팔은 들어서 머리쪽으로 당겨준 다음, 숨을 충분히 내쉬고 편안한 호흡으로 돌아온다. 깍지 낀 팔을 풀어 옆쪽 바닥에 가만히 내려놓는다. 이때 손바닥이 위를 향하게 한다. 서서히 척추를 움직여주며 수축 이완을 해가며 마무리한다.

1

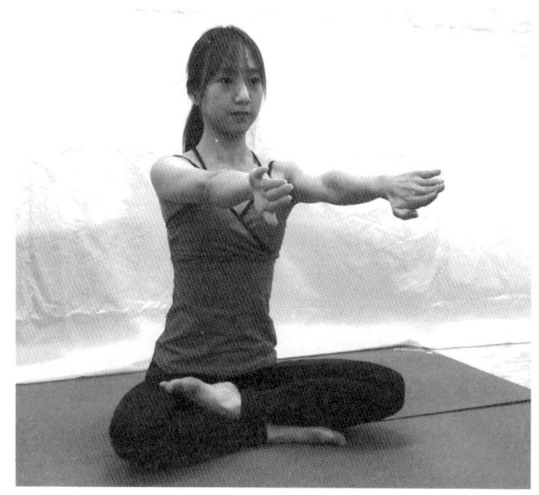

숨을 들이쉰다

2

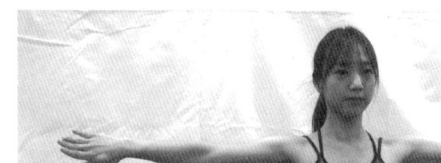

3

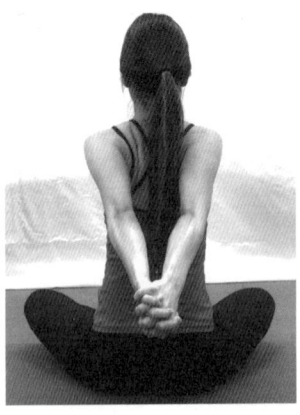

손바닥이 떨어지지 않게 동작을 유지함

4

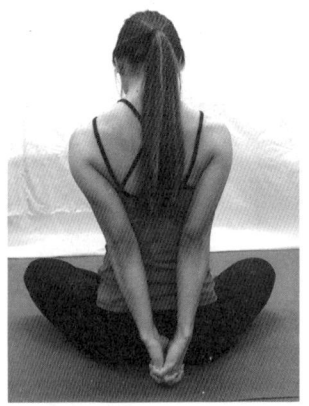

턱 쇄골 쪽으로 당기기

5

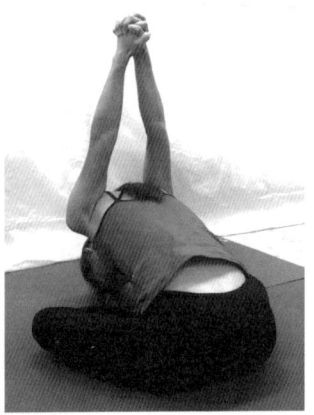

6

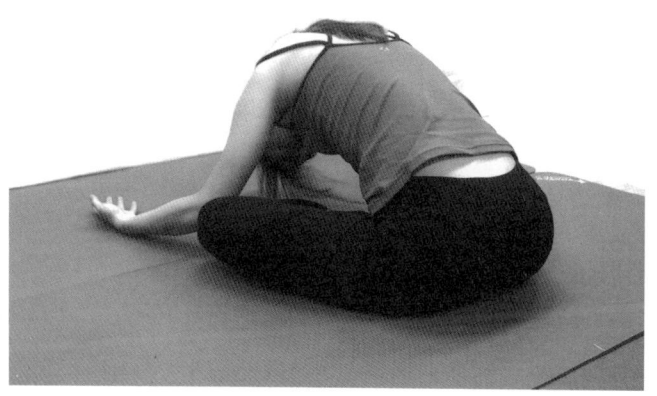

편안한 호흡으로 척추를 쉬게 해줌

7 8

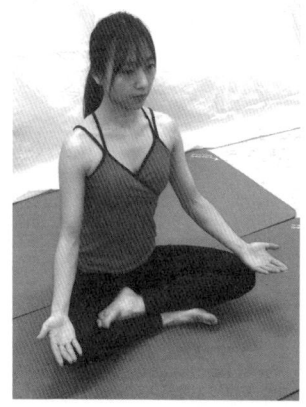
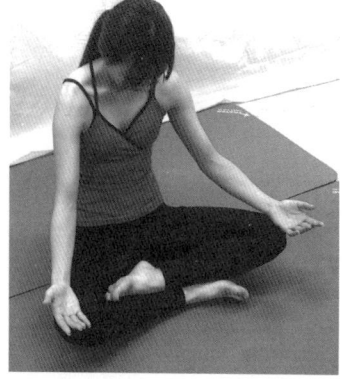

다시 한번 척추의 마디마디를 느끼면서 척추를 수축 이완시킨 다음 동작을 마무리함.

효과

척추에 영양을 골고루 제공해주는 효과.
척추의 경직이 풀림.
몸통이 유연해지는 효과.
아사나를 시작하기 전 기혈을 풀어주는 효과.

8) 목 기혈풀기

'목 기혈풀기'는 반가부좌나 가부좌 자세로 시작한다. 척추를 반듯하게 펴고 두 손을 모아 가슴 앞에서 깍지 낀 상태로 엄지손가락을 세워준다. 겨드랑이를 붙이고 팔꿈치를 모아서 엄지손가락을 턱 밑에 둔다. 숨을 들이마시며 머리를 뒤로 넘긴다. 엄지손가락으로 턱을 들어 넘기며 목의 앞부분을 늘려준다. 이때 겨드랑이와 팔꿈치를 절대로 떨어뜨리지 않아야 한다. 팔을 풀어 머리 뒤로 깍지를 끼고 숨을 내쉬면서 고개가 숙여지도록 팔꿈치를 모으며 당긴다. 뒤 목이 시원해지는 것을 느끼며 이때 턱은 쇄골 쪽으로 당겨주고 충분히 유지하면 척추가 굽어질 정도로 진행된다. 앞 목과 목 뒷 부위가 충분히 풀렸다고 생각되면 서서히 팔을 내리고 고개를 좌, 우로 4번씩 돌려준다. 앞뒤로 내렸다 올렸다를 반복해주며 마무리한다. 이때 눈은 지그시 감고 동작하는 것이 좋다.

1

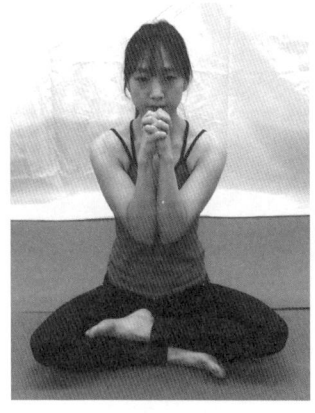

팔꿈치를 모은다

2

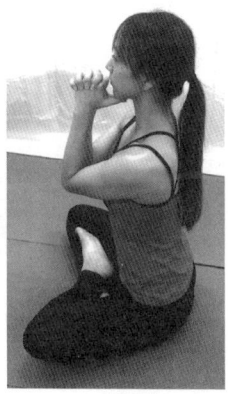

겨드랑이는 붙인다

3

4

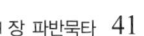

척추를 반듯하게 펴서 자세를 유지한다

5

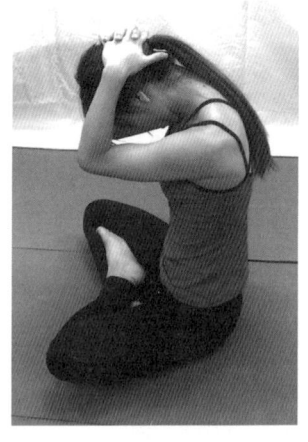

6

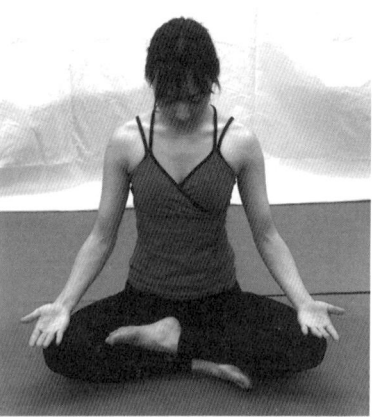

팔꿈치를 모은다

7

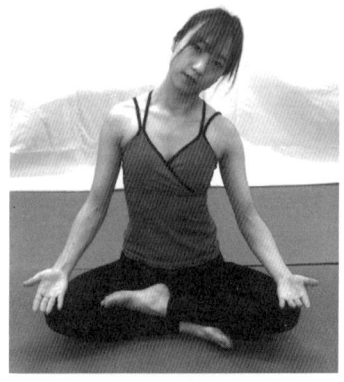

8

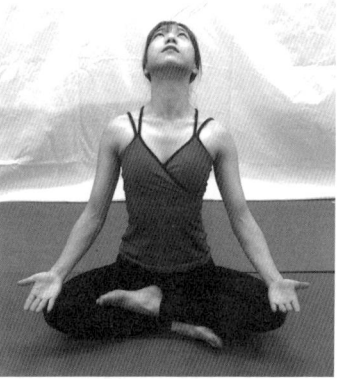

머리를 좌우로 돌려준다

효과

앞뒤 목의 수축 이완을 시켜줌.
목 전체의 경직을 풀어주고 피로 회복에 효과적임.
아사나를 시작하기 전 기혈을 풀어주는 효과.

9) 다리 기혈풀기 I, II

다리 기혈풀기 1. 똑바로 누워서 기혈풀기를 시작한다. 두 발은 가슴 쪽으로 당겨준다. 한쪽 다리를 접어서 가슴 앞으로 가져오며 무릎을 잡아서 깍지를 낀다. 이때 겨드랑이는 붙여주고 숨을 들이쉬면서 상체를 들어 턱과 무릎을 가까이 오도록 유도한다. 서서히 아래 다리를 살짝 들어올리고 숨을 충분히 내쉰다. 움직이지 않도록 자세를 유지해주고 편안한 호흡으로 돌아온다. 다리를 바닥으로 털어주며 마무리해준다. ⑤, ⑥은 돌아오는 자세이다.

다리 기혈풀기 2. 똑바로 누워서 시작한다. 두 발은 가슴 쪽으로 당겨준다. 한쪽 다리를 위로 들어올린다. 이때 다리를 들어올린 쪽 반대편 손으로 골반을 잡아주며 들어올린 다리는 바깥쪽으로 내려주고 시선은 반대쪽을 바라본다. 숨을 충분히 내쉬고 자세를 유지하며 옆으로 내린 다리가 벌어지면 반대쪽 골반이 따라갈 수 있으므로 주의해야 한다. 서서히 제자리로 돌아오고 끝날 때까지 무릎을 굽히지 않는다. ⑦은 다리를 털어주며 정리해준다.

1-1

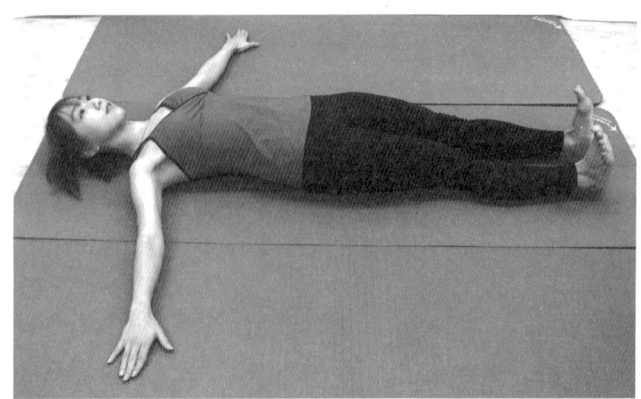

1-2

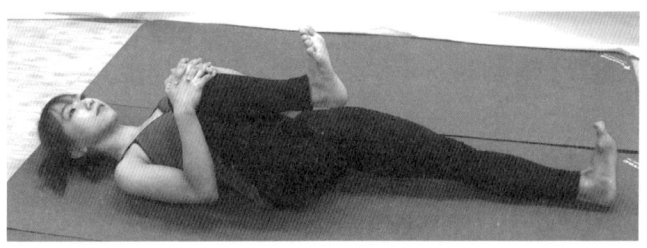

1-3

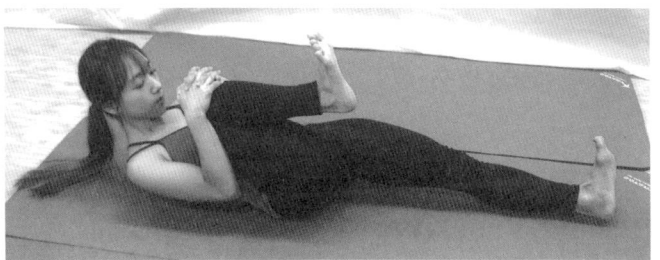

턱을 무릎 쪽으로 가깝게 당겨온다

1-4

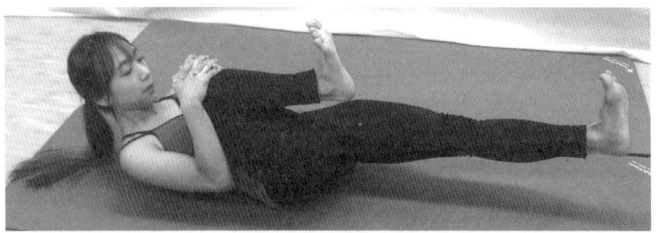

다리는 들어 줌

1-5

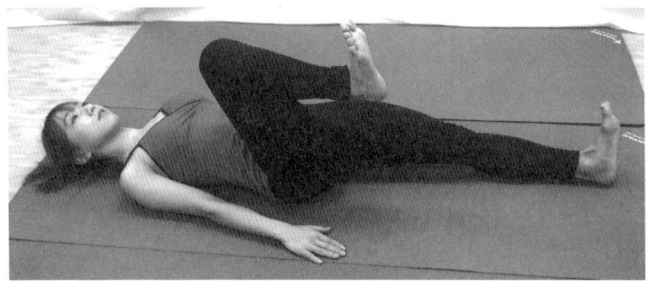

아랫다리, 머리, 깍지 낀 손의 순서로 내린다

1-6

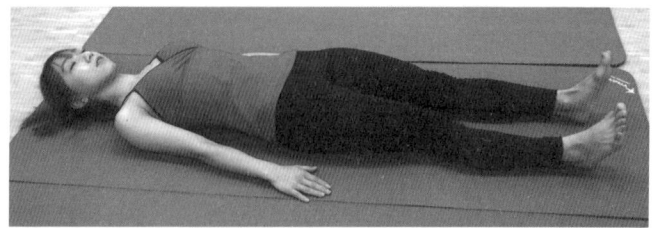

11-1

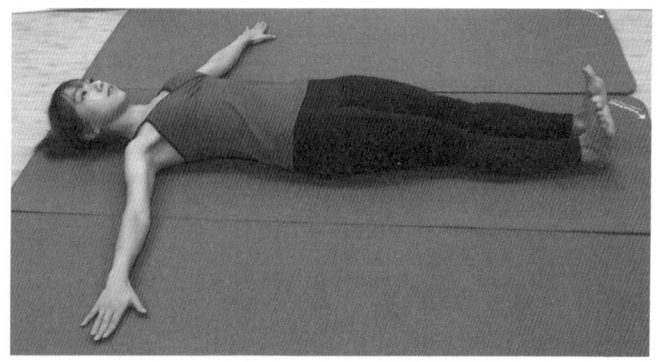

46 신체교정을 위한 Point YOGA

11-2

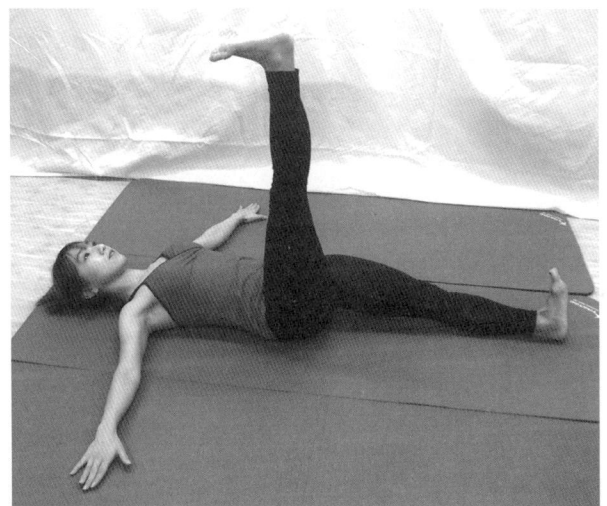

11-3

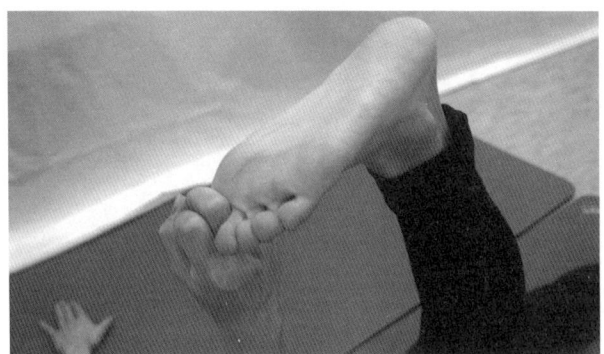

무릎을 편 상태에서 엄지발가락을 움켜잡는다

1장 파반묵타 47

11-4

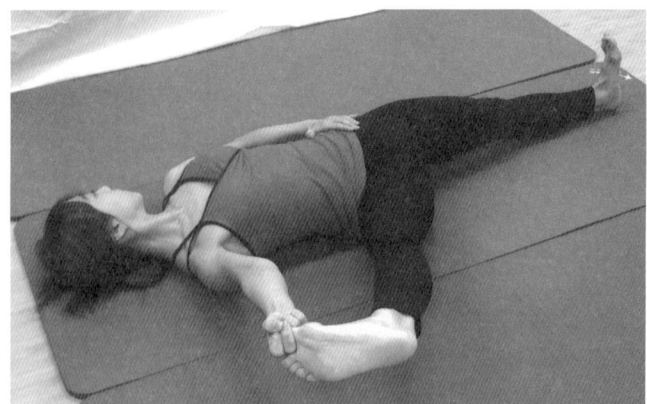

11-5

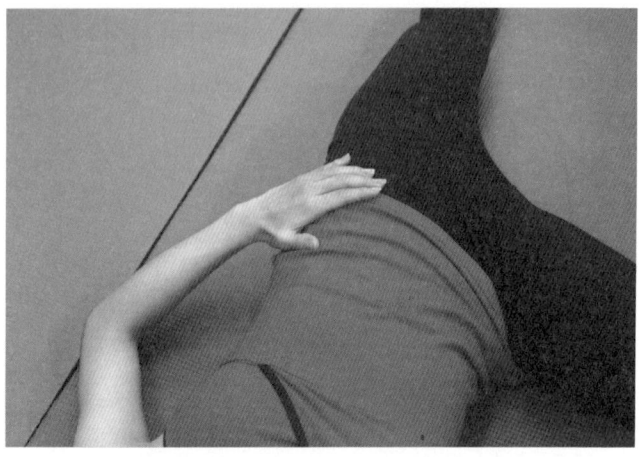

골반이 들리지 않도록 손바닥으로 누르면서 자세를 유지한다

11-6

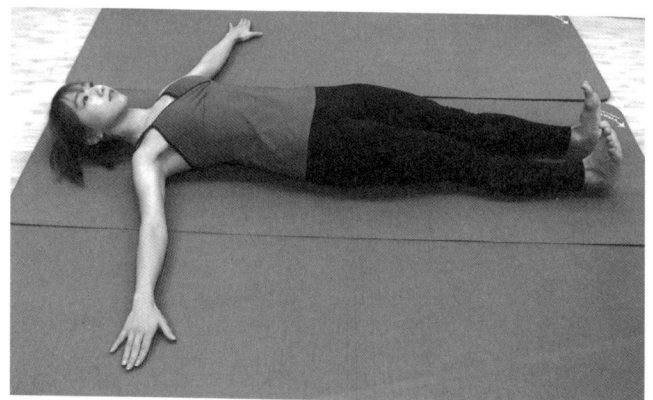

11-7

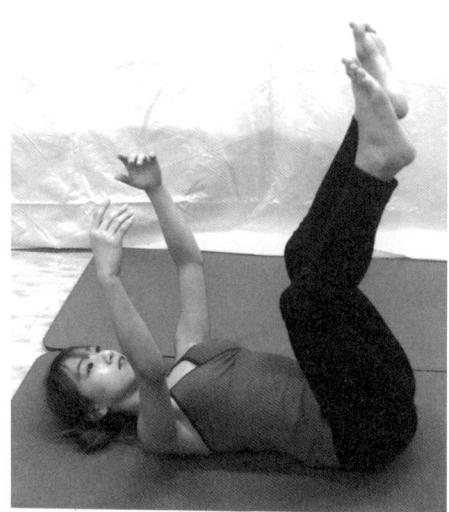

팔·다리를 들어올려서
털어준다

1장 파반묵타

효과

다리의 경직을 풀어줌.
골반의 긴장이 풀어짐.
복부의 수축 이완을 통해 복부의 힘을 길러줌.
아사나를 시작하기 전 기혈을 풀어주는 효과.

위 ①~⑨의 기혈풀기를 한 번에 모두 해야 되는 경우는 요가에 입문한 지 얼마 안 되었거나 평소 운동량이 전혀 없었던 분들, 노약자 등이다. 상황과 연령층 등을 고려해서 그날 주로 하게 될 아사나에 따른 필요한 기혈풀기를 선택해서 해나가도록 한다.

2장

신체교정을 위한 요가

 이 책에서는 신체 불균형이 가장 심한 부위 중에서도 어깨, 골반, 척추 부위를 위주로 반복할 수 있게 구성했다.
 신체교정의 빠르고 정확한 효과를 얻기 위해서는 point 1부터 마지막 point까지 순서대로 진행하며 하루에 오전과 오후 두 번씩 나눠서 자세를 5회 정도씩 반복하는 것이 좋다. 마지막 단계의 point로 갈수록 자세의 강도와 난이도가 높아지므로 처음 시작할 때부터 point 순서를 지켜나가야 신체에 무리가 되지 않는다.

* 어깨교정을 위한 point 요가

어깨를 안쪽으로 사용해주는 방법과 어깨가 열리도록 뒷쪽으로 사용하는 방법을 활용한다. 이들 자세는 어깨를 교정하는 초기 자세이므로 서서히 진행해야 한다. 자세가 끝난 후 마무리하는 단계로 어깨 돌려주기를 반복하며 호흡을 정리해주며 항상 잘 안 되는 쪽을 체크하고 반복해주는 것이 중요하다.

어깨교정을 위한 자세로는 팔 당기기 자세, 영웅무드라 응용 자세, 소머리 자세 응용, 가부좌 응용 자세, 뒤로 합장 자세를 수련한다.

point 1 _ 팔 당기기 자세

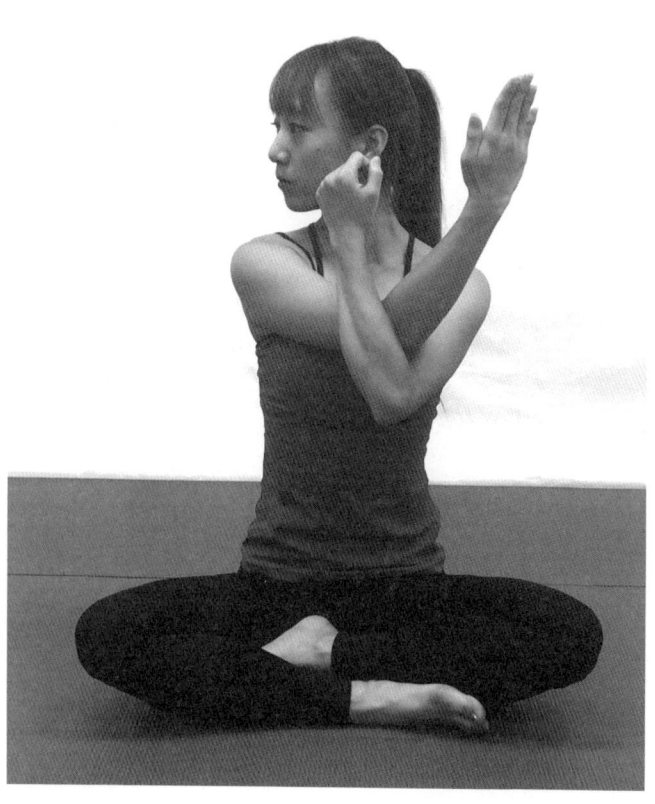

point 2 _ 영웅무드라 자세 응용

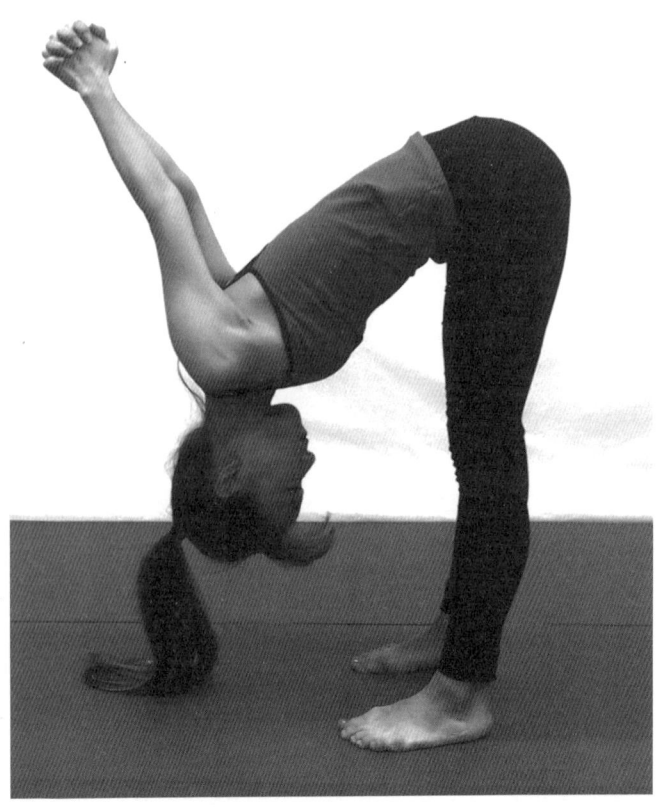

point 3 _ 소머리 자세 응용

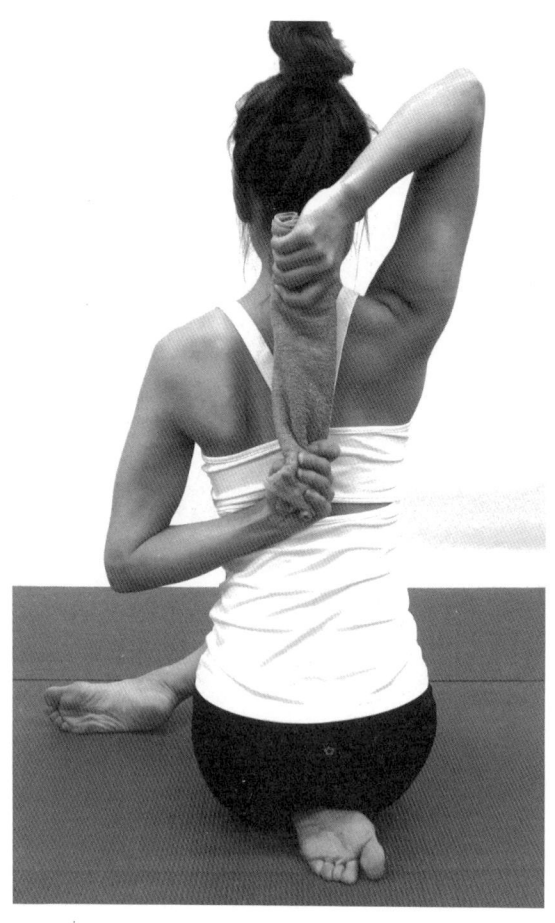

point 4 _ 가부좌 자세 응용

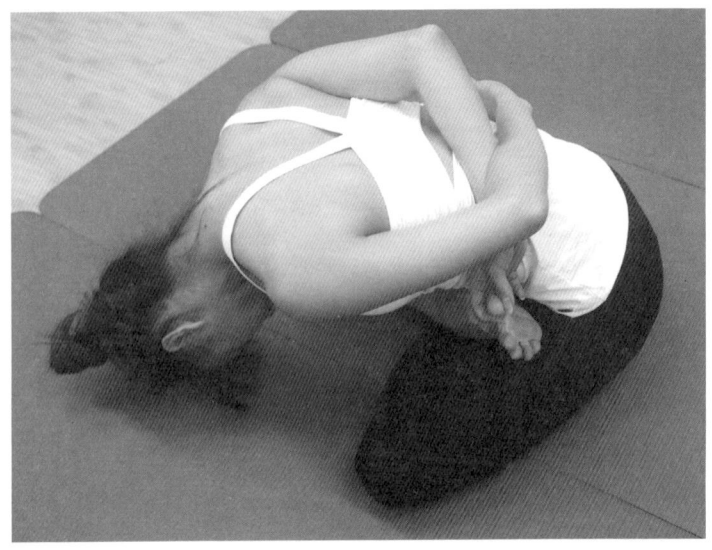

point 5 _ 뒤로 합장 자세

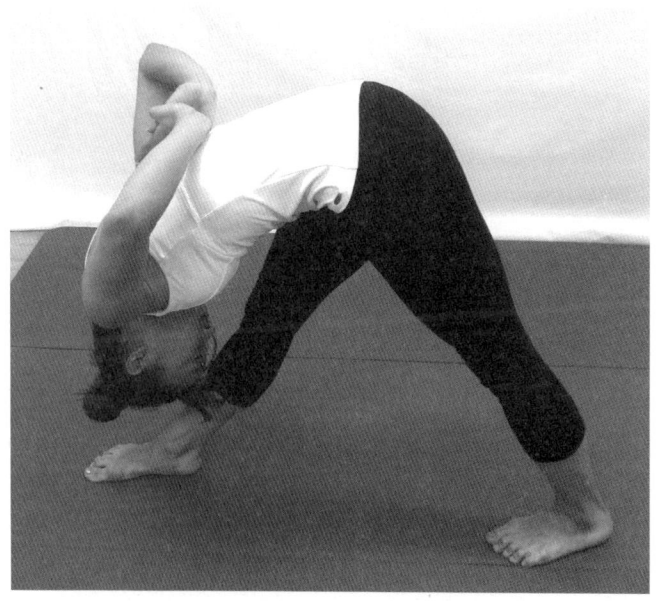

** 다음에서 위의 Point 1~Point 5까지 어깨교정 자세의 방법을 숙지하여 반복 수련하고 그 효과를 인지한다.

어깨교정 _ point 1

팔 당기기 자세

✔ **방법** 편안한 자세 또는 반가부좌 자세로 앉는다. 척추를 곧게 편 상태에서 턱을 쇄골 쪽으로 당긴다. 한쪽 팔을 직각으로 들어주며 반대쪽 팔은 주먹을 쥐고 팔 밑으로 가져와 당겨준다. 이때 숨을 들이쉬면서 당겨주고 머리를 밑에 있는 팔 방향으로 돌려주며 숨을 내쉰다. 다시 숨을 들이쉬며 반대로 얼굴을 돌려주고 팔을 얼굴과 반대 방향으로 당겨주며 호흡을 내쉰다. 자세가 인지될 수 있도록 충분히 유지시켜준다. 팔을 풀어서 호흡을 편안하게 정리해주며 양쪽 어깨를 살며시 움직이면서 마무리한다. 반대쪽도 같은 방법으로 수련해주며 3~5회 정도 반복한다. 불편한 쪽을 체크하여 2~3회 더 반복해준다.

point 1-1

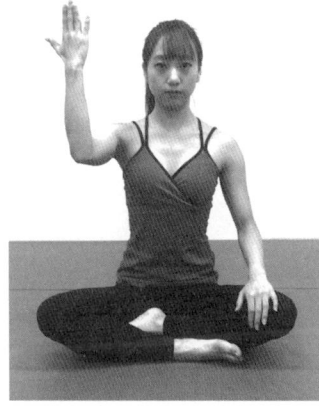

point 1-2

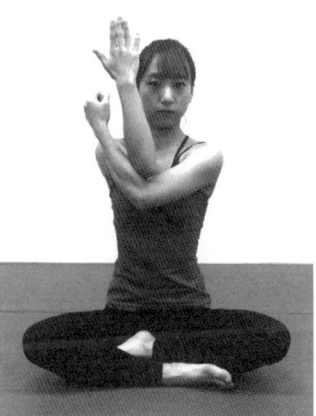

point 1-3

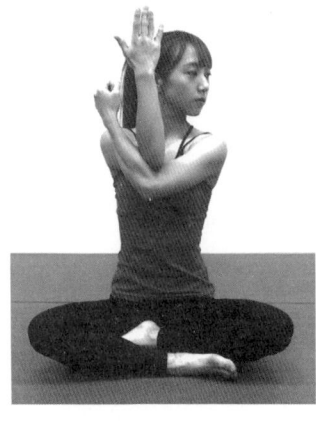

point 1-4

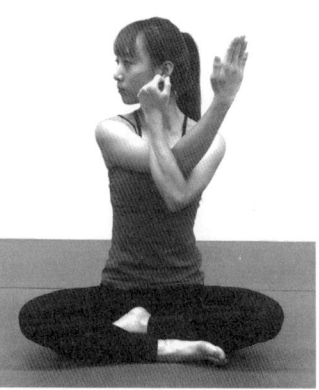

다리를 바꿔주며 반복한다

척추는 곧게 편 자세를 유지한다

효과

다음의 point 요가 동작을 하기 전에 팔과 어깨를 먼저 수축, 이완시켜줌.
어디서나 자주 반복할 수 있는 자세.
어깨에서부터 팔의 외전근을 자극시켜 스트레칭 됨.
잘 사용하지 않던 근육을 움직여서 시원함을 느끼게 함.
잘 안 되는 쪽을 3~4회 더 반복하면 차츰 신체 균형이 맞아감.
아름다운 팔 라인을 만들어주는 효과.

어깨교정 _ point 2

영웅무드라 자세 응용

✔ **방법** 두발을 살짝 벌린 후 두 팔은 등 뒤에서 깍지를 낀다. 턱은 쇄골 쪽으로 살짝 당기고 숨을 들이쉬면서 상체를 앞으로 숙인다. 이때 깍지 낀 손을 머리 쪽으로 충분히 당겨준다. 호흡을 내쉬며 자세를 유지해 준다. 충분히 유지되었으면 깍지 낀 손을 좌우로 천천히 움직여본다. 이동이 쉽지 않은 쪽을 체크하여 잘 되는 쪽보다 3~4회 더 반복해준다. 이때 두 발의 중심을 정확하게 같게 주며 양쪽 어깨의 균형을 맞출 수 있도록 의식을 확장한다.

point 2-1

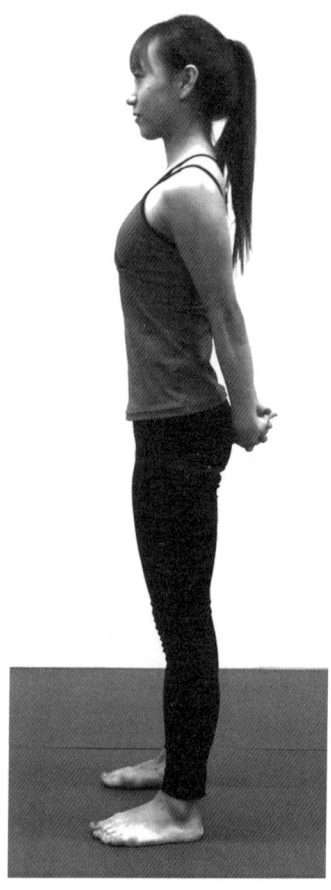

척추를 편다

point 2-2

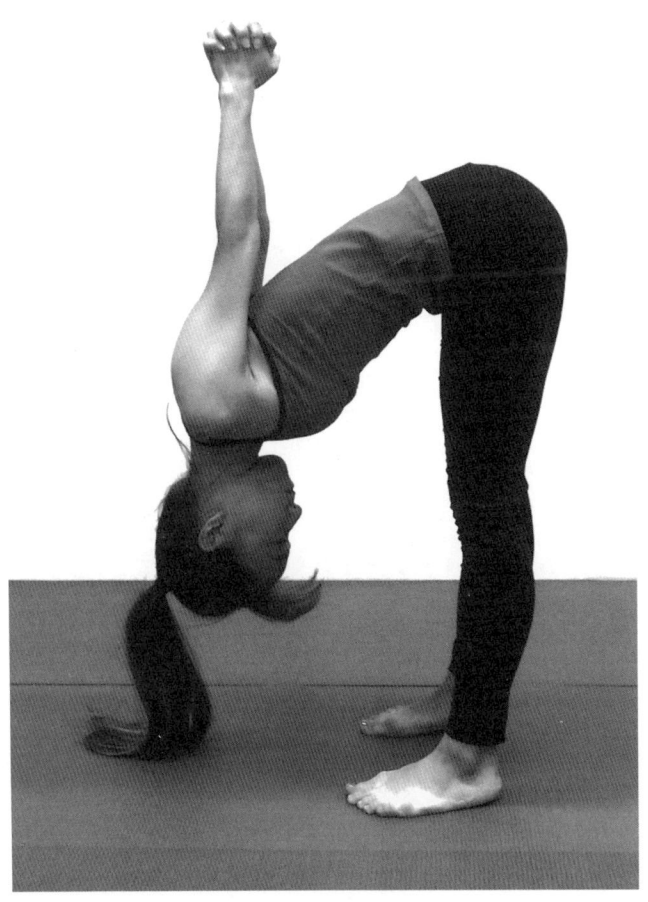

깍지 낀 손바닥은 반드시 붙인다

point 2-3

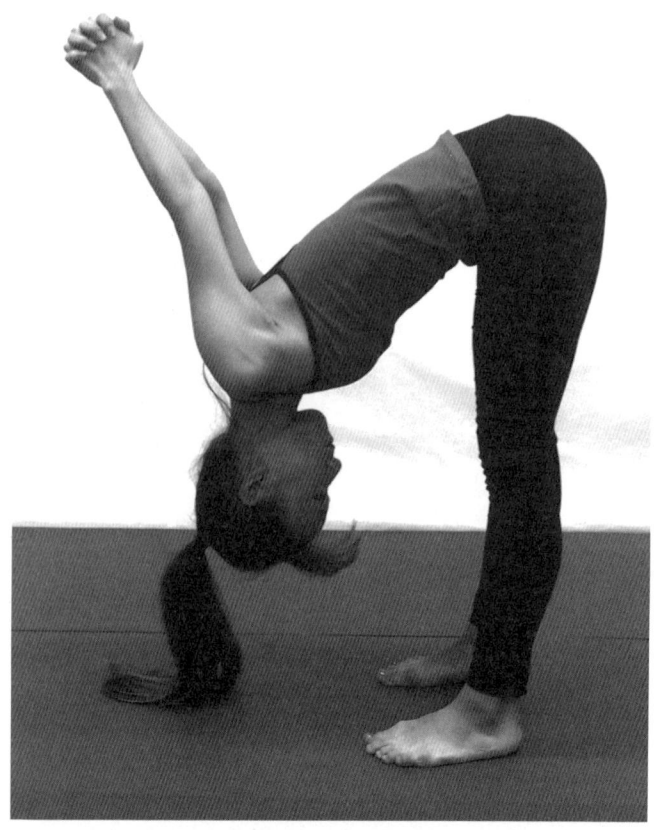

팔을 머리쪽으로 당기기

효과

오른손잡이와 왼손잡이의 불균형이 다르므로 힘든 쪽 어깨 개폐를 용이하게 해주는 효과.

말린 어깨의 경우 반듯하게 펴짐.

남자의 경우 슈트 입은 맵시가 좋아짐.

여자의 경우는 어깨부터 팔까지의 라인이 예뻐지는 효과.

견갑골 쪽의 사용하지 않던 근육을 자극하여 등쪽 군살을 제거해주는 효과.

어깨교정 _ point 3

소머리 자세 응용

✔ **방법** 소머리 자세의 활용이지만 소머리 자세보다 쉽다. 두 다리를 겹쳐서 양발을 몸 쪽으로 끌어온다. 되도록 윗 무릎과 아래 무릎을 일직선이 되도록 자세를 유지한다. 그 상태에서 위에 올려놓은 다리쪽 팔을 머리 뒤로, 반대쪽 팔을 밑으로 해서 등 뒤로 보낸다. 이때 옆 사람의 도움을 받아 수건을 쥐기도 하고, 혼자서 가능한 경우에는 위에 있는 손으로 수건을 쥐고 머리 뒤로 팔을 넘긴 후 아래에 위치한 손으로 수건을 잡는다. 좌우가 매우 불균형하기 때문에 처음에는 너무 짧은 수건으로 하지 않는다. 호흡은 편안하게 들이마시고 내쉬기를 반복하며 자세를 유지한다. 마무리는 잡았던 수건을 놓고 서서히 팔을 원 위치에 내려놓으며 올려놓은 다리도 풀어서 편안한 호흡과 함께 동작을 정리한다. 이때 골반을 좌우로 움직여 주고 어깨도 회전시켜준 후 반대쪽을 시작해야 어깨와 골반에 무리가 오지 않는다. 불편한 쪽을 체크하여 여러 번 반복해준다.

point 3-1　　　　　　point 3-2

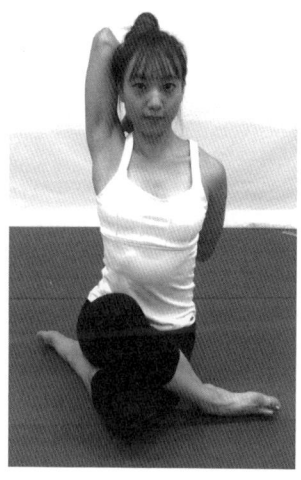 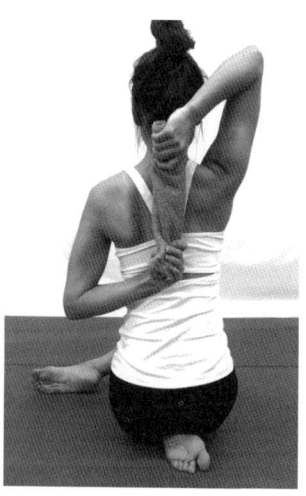

한쪽 다리를 깔고 앉아
허벅지를 일자로 놓는 경우

효과

어깨와 견갑골까지 자극이 되어 등 근육이 시원해짐.
어깨가 최대한 균형을 잡을 수 있는 자세.
수건 잡기가 점차 편해지면 손끼리 잡는 소머리 자세가 쉬워짐.
어깨가 열리고 승모근과 견갑골이 유연해지는 효과.
어깨 통증이나 골반 결림을 완화해주는 효과.

어깨교정 _ point 4

가부좌 자세 응용

✔ **방법** 가부좌 자세로 앉는다. 척추를 반듯하게 편 상태에서 두 팔을 등 뒤에서 교차시킨 후 양손으로 엄지발가락을 움켜잡는다. 한쪽 무릎과 엉덩이가 너무 들리지 않도록 주의한다. 이때 호흡을 들이마시며 이마를 바닥으로 향하도록 상체를 숙인다. 자세가 유지되면서 호흡을 내뱉고 편안한 호흡이 될 때까지 유지한다. 마무리는 발가락을 움켜잡은 양손을 먼저 풀고 상체를 서서히 들어올린다. 그리고 편안하게 호흡하며 가부좌 자세를 풀어서 다리를 털어주기도 하고 좌우로 움직여주기를 반복해준다. 어깨도 돌려주며 호흡조절을 하고 마무리를 한 후 서서히 다리와 팔의 교차 위치도 바꾸어 반대쪽에서 동작을 이어간다. 불편한 쪽을 체크하여 반복한다.

point 4-1　　　　point 4-2

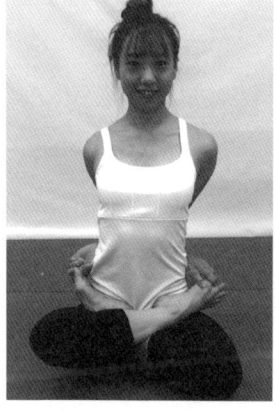

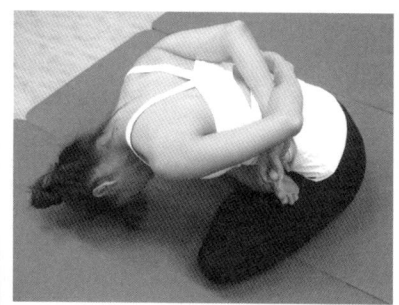

반대쪽 할 때 팔 위치를 바꾼다

무릎은 일부러 들지 않는다

효과

어깨가 확실하게 펴질 수 있는 자세임.

한쪽 어깨가 기울어지는지 체크한다.

발가락이 잘 안 잡히는 쪽이 체크되어 반복되면 어깨 불균형을 회복하는 데 효과적임.

척추를 바르게 펴는 효과.

가부좌 자세를 통해 골반 교정에 효과.

위의 어깨교정 point 1, 2, 3을 먼저 수련한 후 point 4가 이루어지면 쉽게 진행됨.

어깨교정 _ point 5

뒤로 합장 자세

✔ **방법** 서 있는 자세에서 한 다리를 앞으로 내보내고 90도 정도 벌려준다. 이때 두 발의 중심을 정확하게 놓는데 의식을 둔다. 양팔을 등 뒤로 보내 합장한다. 숨을 들이마신 상태로 상체를 앞으로 내려준다. 서서히 머리를 바닥으로 내릴 수 있는 만큼 내려주며 팔은 그대로 유지시켜준다. 호흡을 깊게 내뱉은 후 자세를 유지하며 고른 호흡으로 지탱해 준다. 합장한 손이 떨어지거나 벌어지지 않는 상태까지만 내려가주며 차츰 상체 높이를 조절해 나간다. 충분히 자세가 인지된 후 상체를 들어올리고 팔을 풀고 다리를 원 위치에 놓는다. 처음부터 상체를 많이 내리려고 무리하지 않는다. 차츰 유연해짐을 느끼게 된다. 마무리를 할 때 손목을 움직여주며 털어준다. 어깨를 모아주기도 하고 천천히 걸으면서 호흡을 정리한다. 편안해졌을 때 반대쪽 다리를 앞으로 해서 시작한다. 불편한 쪽을 체크하여 반복해준다.

point 5-1 point 5-2

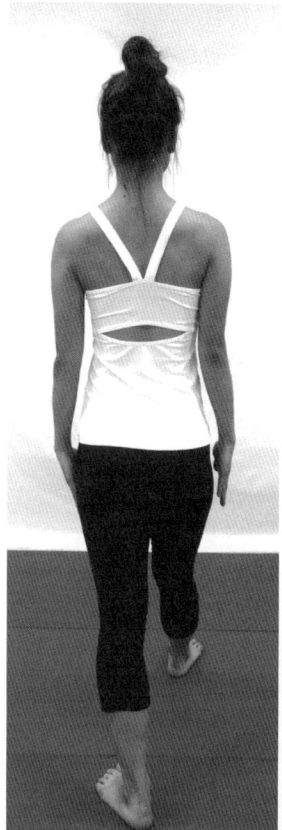
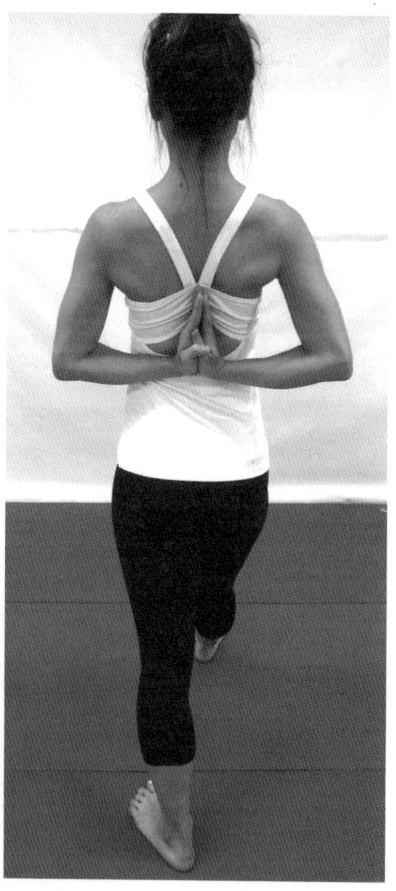

합장한 손이 떨어지지 않도록 정확한 자세를 유지한다

point 5-3

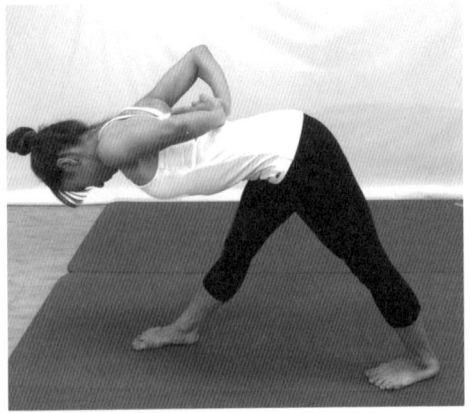

손바닥이 떨어지지 않도록 자세를 유지해준다

point 5-4

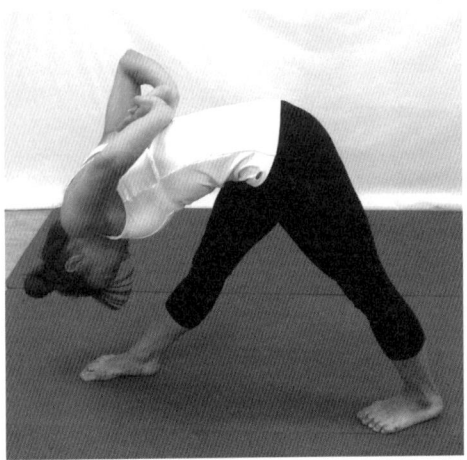

point 5-5

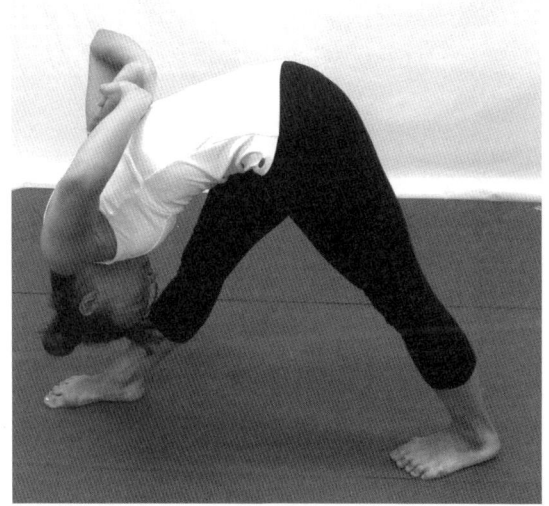

골반을 반듯하게 자세를 유지한다

효과

이 자세는 서서 하는 자세이므로 집중력을 향상시켜줌.
말린 어깨나 불균형적 어깨를 교정하는 데 효과.
상체를 내리면서 어깨의 불균형이 확실하게 드러남을 체크.
반복하면 할수록 어깨의 치우침이 덜하면서 차츰 신체 균형을 잡아감.
뒷다리 근육 운동에도 좋으므로 다리 미용을 위한 자세로도 효과.
균형감을 길러주며 어깨 통증 완화에 효과적인 자세임.

* 골반교정을 위한 point 요가

신체 중에서 골반의 중요성은 익히 들어 알고 있을 것이다. 골반에 문제가 생기기 전에 가벼운 운동으로 통증이나 불균형을 방지할 수 있다. 골반의 치우침으로 인해 다리 길이가 한쪽이 짧아지거나 걸음걸이가 정상적이지 못한 경우가 많다. 특히 여성의 경우 출산 후 많은 변화가 오기 때문에 산후조리 후 회복운동을 지속적으로 해나가야 한다. 자신의 신체 불균형을 진단받고 체크해나가며 서서히 교정 자세를 수련해 나가도록 한다.

물고기 응용 자세, 누워서 비틀기 자세, 후굴 비틀기 자세, 성자 자세, 비둘기 자세, 비튼 큰 삼각 자세 응용, 독수리 자세 순서로 점차 수련해 나간다.

point 1 _ 물고기 자세 응용

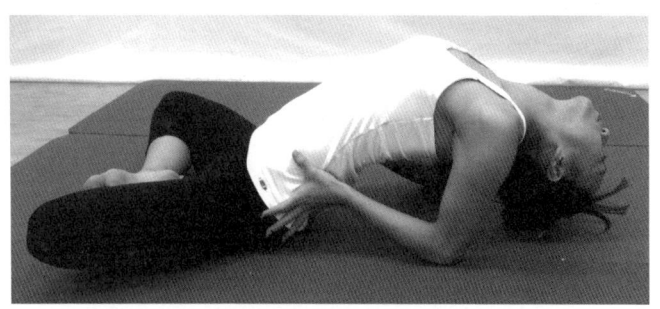

point 2 _ 누워서 비틀기 자세

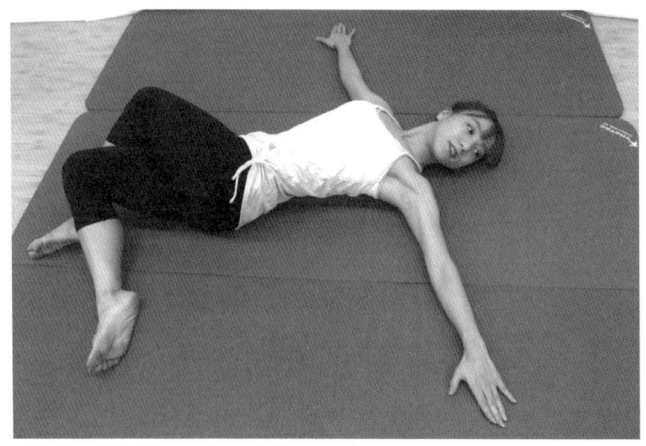

point 3 _ 후굴 비틀기 자세

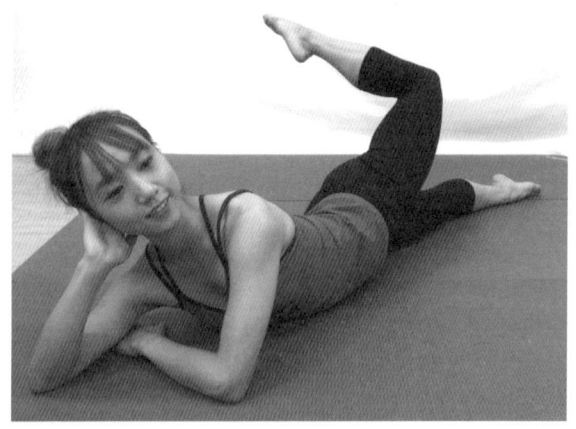

point 4 _ 성자 자세

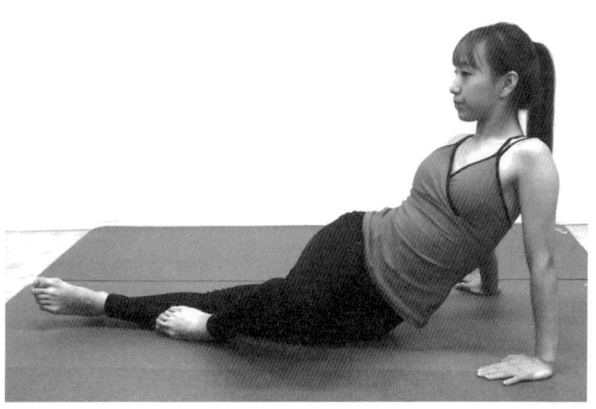

point 5 _ 비둘기 자세

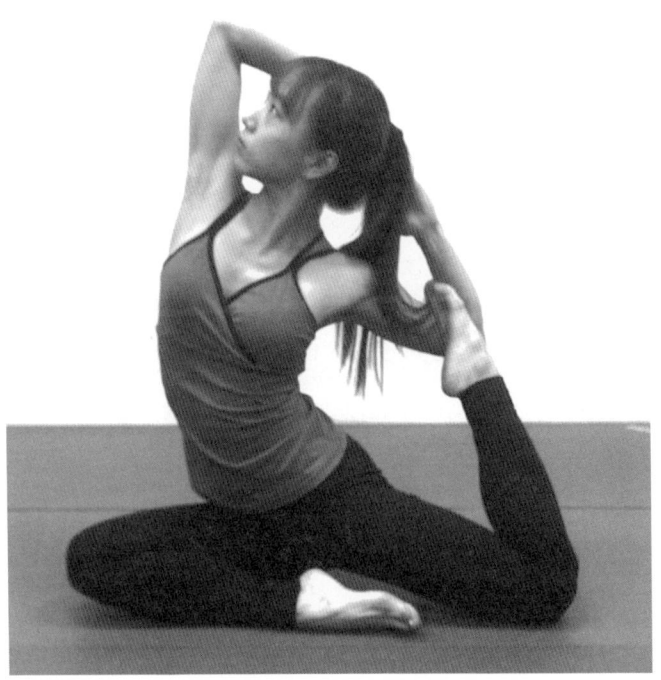

point 6 _ 비튼 큰 삼각 자세 응용

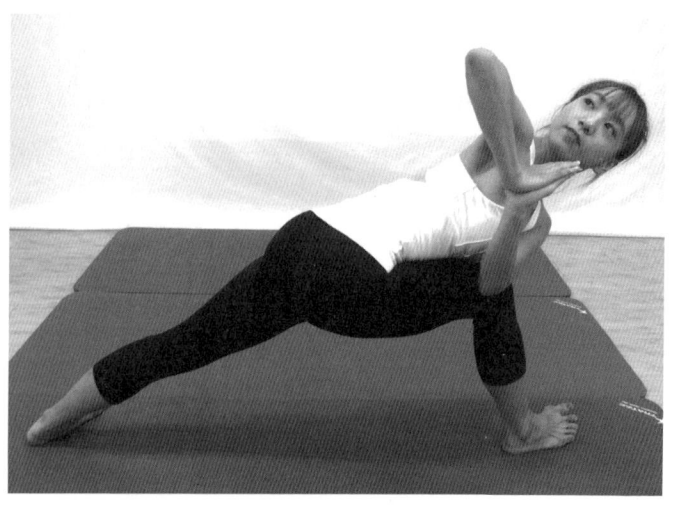

point 7 _ 독수리 자세

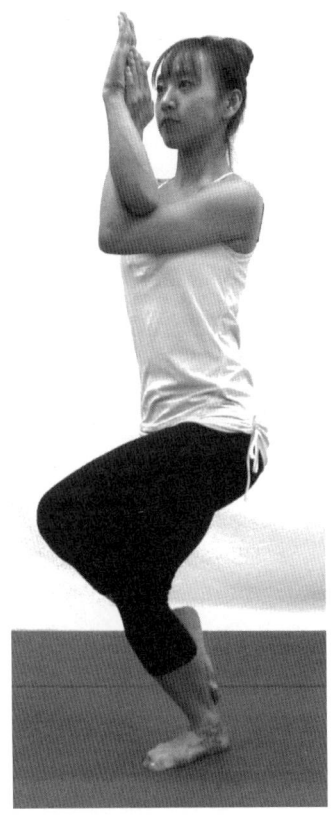

* 다음에서 위의 Point 1~Point 7까지의 골반교정 자세의 방법을 숙지하여 반복 수련하고 그 효과를 인지한다.

골반교정 _ point 1

물고기 응용 자세

✔ **방법** 이 자세는 자신의 골반을 체크해 보는 자세이다. 누운 자세에서 반가부좌를 한다. 허리, 등, 엉덩이를 최대한 바닥에 밀착시킨다. 이때 양 손을 골반 위에 올려놓고 복식호흡을 깊게 한다. 숨을 들이쉴 때 골반의 위치, 높이를 느끼고 내쉬며 배가 가라앉을 때 골반을 느끼도록 의식을 확장시킨다. 또한, 숨을 들이쉬고 내쉴 때마다 당겨지면서 아픈 쪽 골반이 있거나 골반의 높이가 다르기도 하다. 양손으로 바깥쪽 골반을 잡고 골반을 인식하면서 숨을 들이쉬며 가슴을 들어 확장한다. 머리가 바닥에 닿게 되는데 머리에 지나치게 무리가 가지 않도록 가슴을 확장시키는데 집중해야 한다. 이때 폐에 자극이 된다. 높은 쪽 골반이 앞으로 치우친 골반임을 인지하고 다음 point의 골반교정 자세들을 시작한다. 이 자세는 발을 바꿔서 다시 한번 반복해본다. 복식호흡을 할 때 들이쉬는 호흡과 내뱉는 호흡은 1:2의 비율로 이루어진다. 복식호흡을 하는 동안 몸속의 장기를 다 자극해줄 수 있도록 크고 깊게 호흡한다.

point 1-1

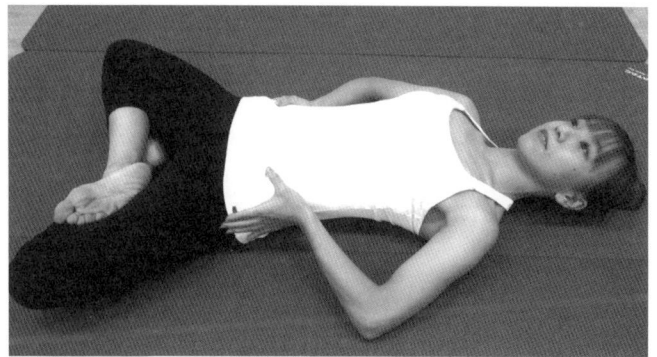

손바닥 전체로 골반을 감싸듯이 잡아준다

point 1-2

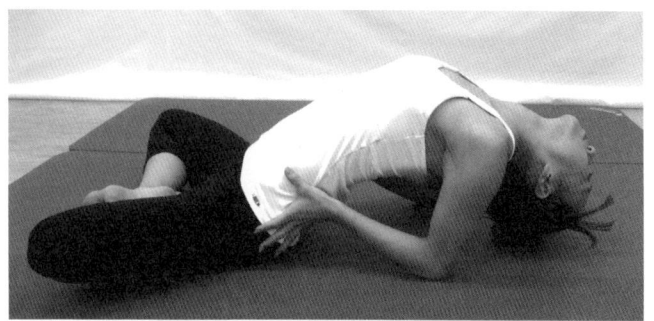

목과 머리에 무리가 가지 않도록 유의한다

효과

누워서 반가부좌 자세를 하면 골반을 정확하게 느낄 수 있음.
복식호흡에 의해 배의 수축이완 효과.
대퇴부의 당김과 내전근을 자극한 상태에서 골반을 열어주는 효과.
호흡할 때마다 정확하게 골반의 치우침을 느끼게 됨.
복식호흡에 의해 혈액순환, 변비, 다이어트에 효과적임.
가슴 확장으로 폐를 강화하는 효과.

골반교정 _ point 2

누워서 비틀기 자세

✔ **방법** 반듯하게 누워서 양팔을 어깨높이에 놓고 어깨, 등, 허리를 바닥에 밀착시킨다. 양 무릎을 세우고 한쪽 다리를 반대쪽 다리 위로 꼬아준다. 숨을 들이쉬면서 꼰 다리를 바닥을 향해 트위스트하듯 꼬으면서 당겨준다. 내쉰 숨에 자세를 유지한다. 어깨가 따라가지 않도록 주의하면서 머리는 다리와 반대방향으로 돌려준다. 충분히 자세가 인지되었을 때 원위치로 돌아와서 꼬인 다리를 풀고 두 다리를 바닥에 내려놓은 채로 편안하게 호흡을 정리해준다. 이때 다리를 떨어주고 골반을 좌우로 흔들어주며 정리해준다. 서서히 반대쪽을 시작한다. 5회장도 반복하며 불편한 쪽을 체크하여 인지시킨다.

point 2-1

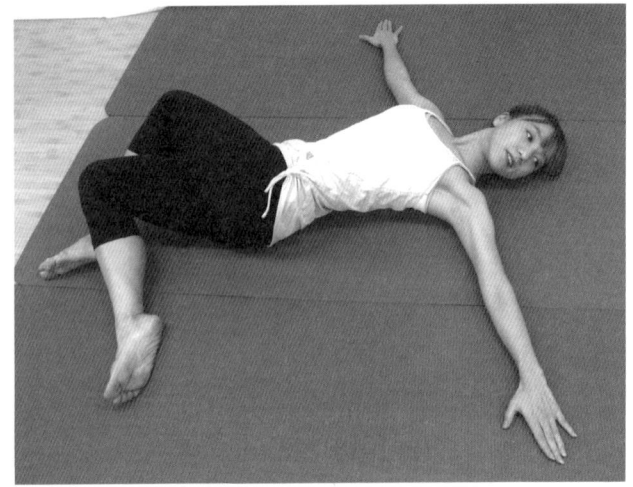

어깨가 바닥에서 떨어지지 않도록 유지한다

효과

골반의 결림을 풀어주며 유연한 골반을 만들어주는 효과.
꼬인 다리의 내전근을 조여주고 외전근을 자극하고 확장시켜주는 효과
다리, 생식기에도 좋은 효과.
척추, 요추를 늘려주는 효과.
옆구리, 복부를 자극하여 소화력을 높이고 군살 제거에도 효과적.

골반교정 _ point 3

추굴 비틀기 자세

✔ **방법** 엎드린 상태에서 두 골반을 의식한다. 얼굴을 들고 두 손으로 턱을 고은다. 한쪽 발을 들어준다. 그 발을 들어서 사선 뒤로 보내준다. 이때 다리를 들어올린 쪽의 팔을 바닥에 내려놓으면서 얼굴을 돌려 다리를 올린 쪽을 바라본다. 이때 들이쉰 호흡으로 허벅지까지 들릴 만큼 다리를 좀더 멀리 보내준다. 이때 발끝을 펴주면 당기는 힘이 길어지므로 더 효과적이다. 다리를 들어올린 쪽 골반이 뒤로 오픈될 수 있도록 한다. 다리를 지나치게 뒤로 보내면 팔이 들릴 염려가 있으므로 양쪽 팔과 팔꿈치가 들리지 않을 정도로 자세를 유지해준다. 호흡을 깊게 내쉰 후 자세가 인지되었으면 제자리로 돌아와 두발을 모두 든 상태로 동작을 마무리해준다. 반대편으로 동작을 하기 전, 손을 풀고 다리와 얼굴을 내려서 편히 쉬었다가 다시 시작한다.

point 3-1

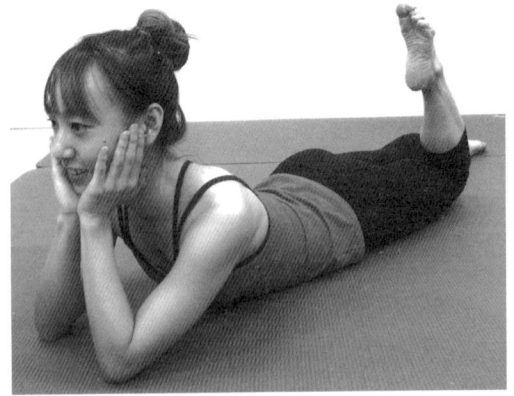

팔꿈치가 들리지 않도록 유지

point 3-2

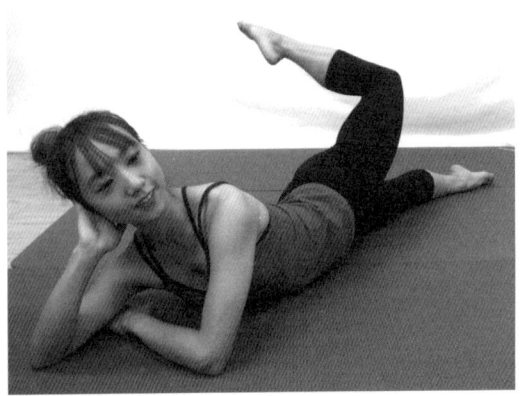

발끝을 펴서 자세를 유지해준다

point 3-3

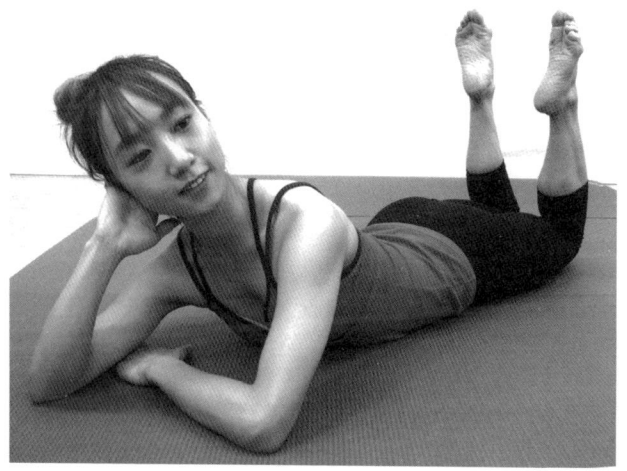

효과

앞으로 치우침이 많은 골반 쪽을 집중해서 수련하면 골반의 좌우 균형 회복에 효과적임.

안으로 말린 골반의 경우 자세를 반복해주면 경직된 골반의 유연화에도 효과적임.

골반 열기에 매우 효과적임.

자세가 숙련되면 대퇴부, 엉덩이, 옆구리까지 자극되어 군살 제거에도 크게 효과적임.

허리 유연성에도 크게 도움되며 통증 완화에도 효과가 큼.

골반교정 _ point 4

성자 자세

✔ **방법** 두 다리를 앞으로 쭉 뻗은 상태에서 두 팔은 엉덩이보다 살짝 뒷쪽을 짚는다. 손을 너무 멀리 짚으면 척추가 무너지게 된다. 이때 두 골반을 의식한다. 손가락 방향을 안쪽으로 하며 두 발은 가슴 쪽으로 당긴다. 한쪽 다리를 접어서 반대쪽 무릎에 올려놓고 들이쉬는 호흡으로 트위스트 하듯이 다리를 바닥을 향해 내려준다. 무릎이 바닥을 향해 내려가면 호흡은 충분히 내쉬고 자세를 유지시킨다. 이때 골반의 느낌을 인지하고 체크한다. 손은 움직이지 않으며 얼굴은 정면을 바라보는 자세를 유지한다. 자세가 정확히 인지된 후 제자리로 돌아와 다리를 풀고 손을 털어주며 다리를 좌우로 움직여서 마무리해준다. 좌우 3~5회 반복하며 안 되는 쪽을 반복해준다.

point 4-1

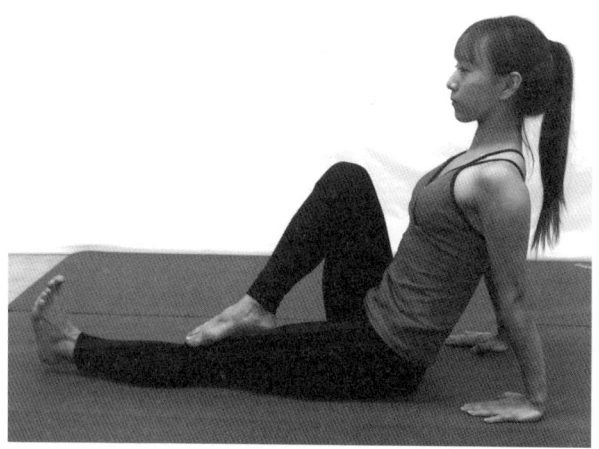

손의 방향을 주의한다

point 4-2

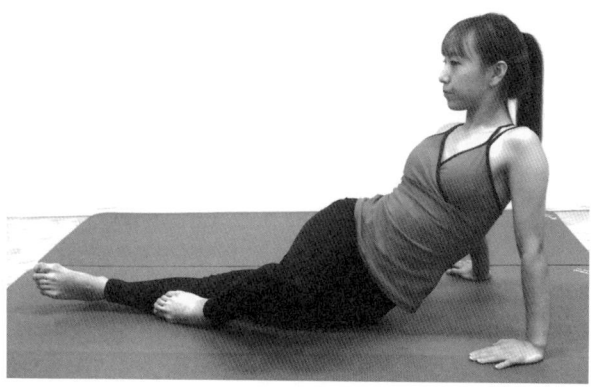

숨을 충분히 내쉰다

point 4-3

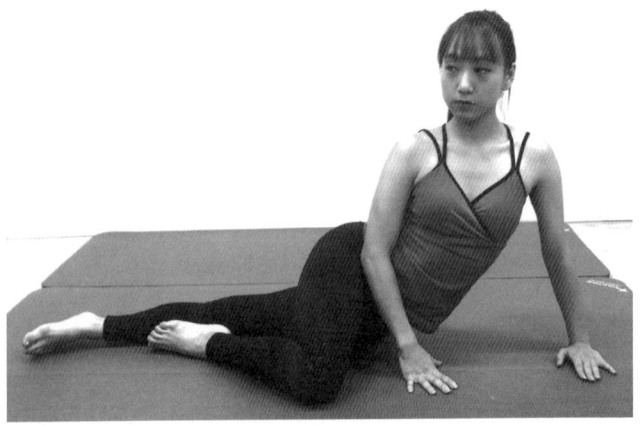

좌우 반복하며 성자 자세의 시작과 끝에 가볍게 해준다

효과

골반의 경직을 풀어 신체를 유연하게 만드는 효과.
좌우 불균형에 따른 골반의 기울어짐 정도를 체크하기 쉬운 자세.
뒤에 짚는 팔을 엉덩이에서 멀리 짚고 시작하다가 자세가 익숙해지면 차츰 가깝게 짚은 자세를 유지하면 골반 자극이 강해지고 골반통증 해소에 효과적임.
장기를 자극하여 소화에도 효과적임.

골반교정 _ point 5

비둘기 자세

✔ **방법** 한쪽다리는 안쪽으로, 반대쪽 다리는 바깥으로 놓고 골반 쪽으로 의식을 둔다. 양쪽 엉덩이의 중심을 같게 하여 앉는다. 이때 발목을 펴주는 것이 좋다. 바깥 쪽 다리 발목부분을 손바닥으로 감싸 잡고 숨을 들이마시면서 다리를 들어 올린다. 반대 손은 무릎 위에 올려놓는다. 위로 올린 다리 반대쪽으로 머리를 돌려주며 들어올린 다리를 충분히 몸 쪽으로 끌어당긴 후 팔 안쪽에 고정시킨다. 그리고 반대쪽 손과 만나 머리 뒤로 깍지를 끼운다. 시선은 위 팔꿈치를 봐주며 내쉬는 숨으로 자세를 유지해준다. 이때 양쪽 골반의 느낌을 인지한다. 충분히 자세가 유지되었으면 편안한 호흡으로 돌아와서 팔, 다리, 골반을 가볍게 움직여주며 정리한다. 반대쪽으로 서서히 이어간다. 불편한 쪽을 체크하여 반복한다.

point 5-1

point 5-2

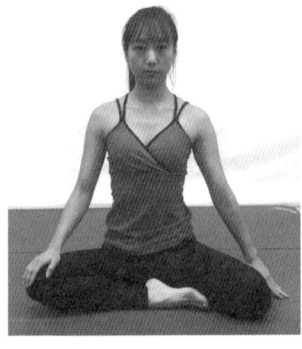
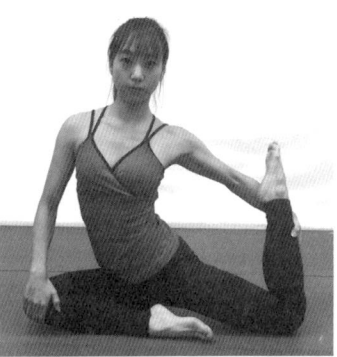

엉덩이 중심을 같게 유지

point 5-3

point 5-4

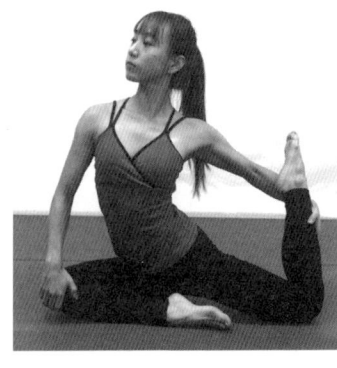
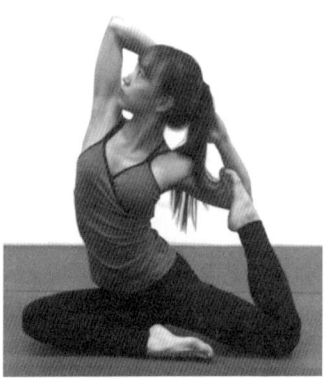

시선은 위쪽 팔꿈치를 본다

효과

골반의 불균형 교정에 효과.

무리하지 말고 첫 번째 자세부터 반복하며 서서히 다리를 들기 시작하는 것이 골반의 경직을 푸는데 효과적임.

골반의 유연성, 엉덩이, 발목, 무릎, 허벅지의 경직을 풀어주는 효과.

옆구리 군살제거에도 효과적.

골반교정 _ point 6

비튼 큰 삼각 자세 응용

✔ **방법** 두 다리의 정확하게 중심을 두는 데 의식을 둔다. 다리를 120도 정도 벌려주고 발가락 방향은 앞을 향한다. 양팔을 양 옆으로 크게 펴준다. 오른쪽 발을 바깥쪽으로 벌려준다. 오른쪽으로 상체를 비틀어준다. 이때 오른팔은 허리에 올려놓고 왼팔 팔꿈치를 오른쪽 무릎 위에 올려서 머리를 뒤로 향하게 한다. 허리가 비틀어진 상태로 유지된다. 숨을 들이마시며 무릎에 올렸던 팔을 직각으로 들어올리고 허리에 있던 팔은 오른쪽 무릎을 짚는다. 두 손을 모아 합장을 하여 비튼 상태로 왼쪽 팔꿈치를 다시 오른쪽 무릎 위에 올려놓는다. 시선은 위 팔꿈치를 바라본다. 숨을 크게 내쉬며 자세를 충분히 유지시켜준다. 이때 어깨가 최대한 무릎, 발뒷꿈치와 일직선을 이루는 것이 좋다. 움직이지 않도록 집중하고 천천히 원위치로 돌아와서 마지막에 두 다리를 굽혀주며 어깨를 움직여주고 마무리한다. 반대쪽을 서서히 시작한다.

point 6-1

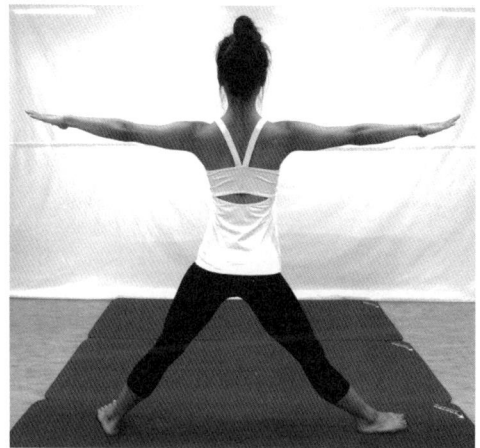

시작하는 쪽의 발 오픈하기

point 6-2

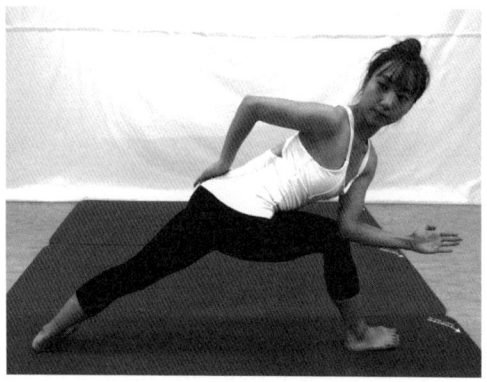

어깨, 팔꿈치, 무릎, 뒷꿈치가 일직선이 되도록 자세를 유지한다

point 6-3

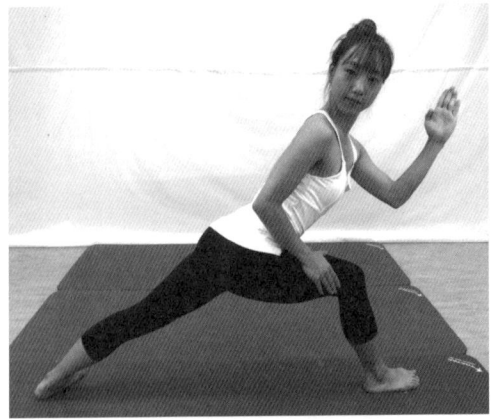

발바닥이 들리지 않도록 자세를 유지해준다

point 6-4

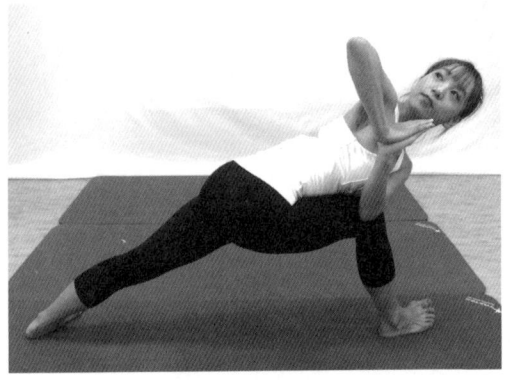

어깨, 무릎, 뒷꿈치의 위치가 일직선이 되도록 자세를 유지한다

효과

골반의 경직과 어깨·손목·발목·무릎의 경직을 푸는 데 효과적.
다리의 근력 강화, 집중력과 균형감을 길러주는 데 효과적임.
자세를 지탱하고 다시 원 위치로 돌아오는 과정에서 복부의 힘을 길러주는 효과.

골반교정 _ point 7

독수리 자세

✔ **방법** 두 다리를 모으고 양팔을 어깨 높이로 펴준다. 상체를 곧게 90도 정도 숙여주며 가슴 앞에서 두 팔을 꼬아준다. 팔뚝부터 손목까지 꼬아주면 손은 키가 다른 합장이 된다. 들이마시는 숨으로 꼬아 준 팔을 들어올리면서 다리도 같은 방법으로 허벅지, 종아리 발목까지 꼬아준다. 이때 중심을 잘 잡도록 자세를 유지해주며 골반이 틀어지지 않도록 주의한다. 숨을 내쉬며 척추가 굽어지지 않도록 하며 발바닥 전체로 중심이 갈 수 있도록 자세를 유지한다. 익숙해지면 1분에서 1분30초까지 편안한 호흡으로 유지해준다. 서서히 팔 다리를 풀고 어깨, 다리, 발목을 움직여주며 이 자세를 통해 수축과 이완을 함께 느껴질 수 있도록 마무리를 반드시 해준다. 호흡을 정리하며 반대쪽으로 이어간다. 불편한 쪽을 체크하여 반복해준다.

point 7-1

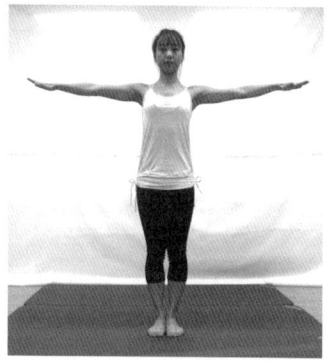

point 7-2

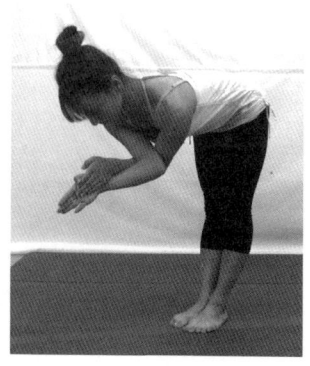

척추를 반듯하게 자세를 유지한다

point 7-3

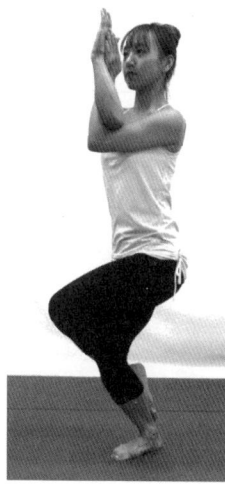

골반을 정면으로 자세를
유지한다

2장 신체교정을 위한 요가

효과

신체 균형과 집중력 향상.

다리 근력 강화에 효과.

팔꿈치, 손목, 어깨, 골반, 무릎, 종아리 발목 수축으로 인한 결림과 골반 경직을 풀어줌.

통증 완화에 효과적.

척추를 바르게 펴주는 훈련으로 도움.

※ 척추교정을 위한 point 요가

현대인들에게 가장 불균형이 심한 부위가 척추라고 할 만큼 척추 교정을 시술하는 병원이 늘어나고 있다. 특히 청소년들은 척추 측만증을 대부분 앓고 있는 반면에 일상생활의 변화는 크게 바뀌지 않고 있는 현실이다. 컴퓨터와 핸드폰 사용이 잦은 일상과 걷기보다는 앉아 있는 시간이 많다. 특히 운동부족인 청소년들에게는 척추에 악영향을 준다.

그 습관을 바꾸거나 일상이 변하기 힘들다면 자신의 신체를 체크하여 불균형을 서서히 교정할 방도를 찾아야 한다. 척추가 약하면 상체를 굽이고만 있거나 지나치게 사용하지 않으려 하는데 그것은 잘못된 습관이다.

척추의 상태에 따라 후굴동작을 많이 해야 되는 경우, 전굴 위주로 해야 되는 경우, 걷기를 많이 해야 되는 경우, 때에 따라서는 운동을 줄여야 하는 경우 등의 자기 신체에 맞게 치료, 치유, 재활해나가야 한다.

척추교정 자세로는 누워서 아치 자세, 누워서 다리 당기기 자세, 보트 자세, 고양이 자세, 삼각 자세 응용을 수련해 본다.

point 1 _ 누워서 아치 자세

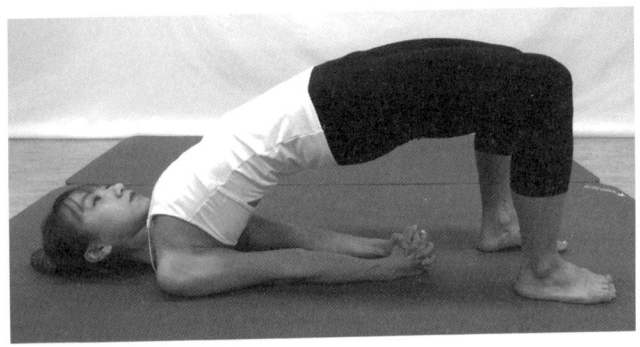

point 2 _ 누워서 다리 당기기 자세

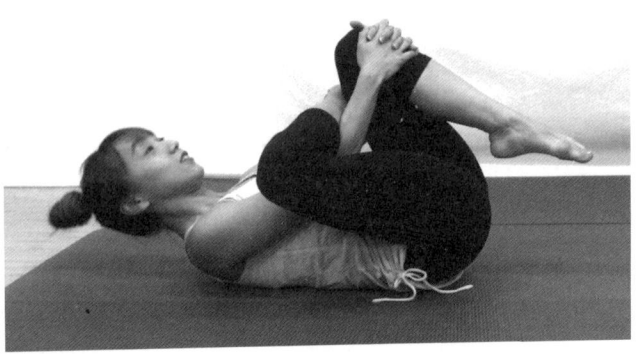

point 3 _ 보트 자세

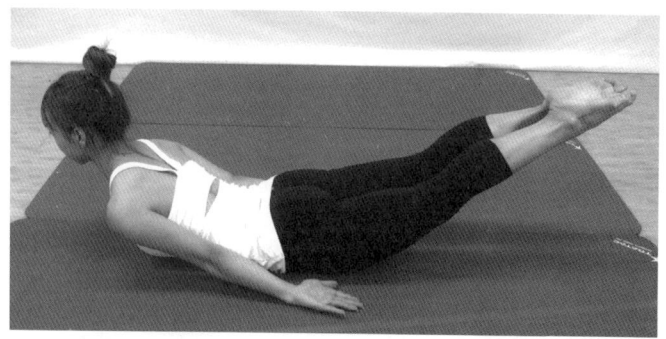

point 4 _ 고양이 자세

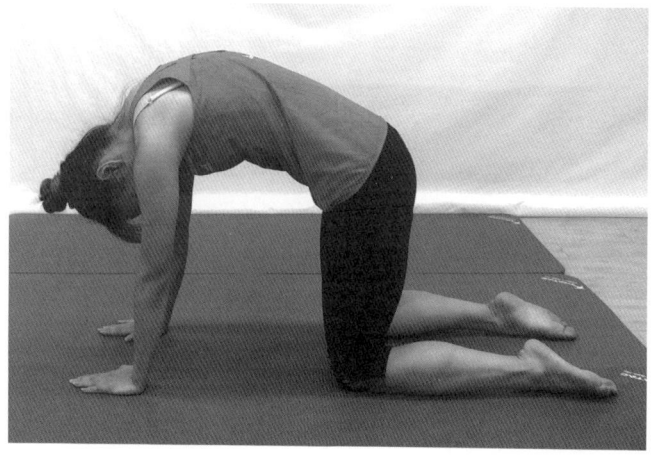

point 5 _ 삼각 자세 응용

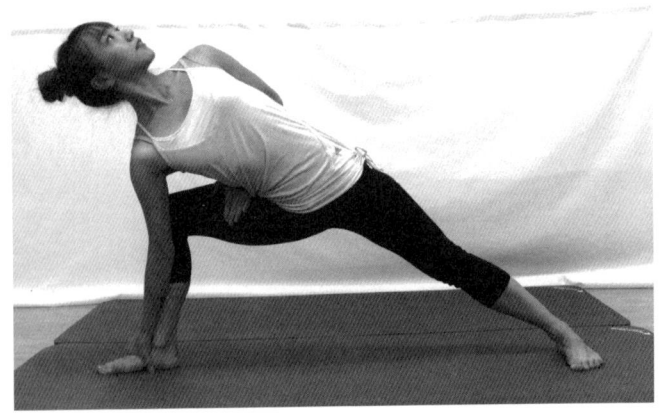

* 다음에서 위의 Point 1~Point 5까지의 척추교정 자세의 방법을 숙지하여 반복 수련하고 그 효과를 인지한다.

척추교정 _ point 1

누워서 아치 자세

✔ **방법** 똑바로 누운 자세에서 몸 전체의 중심을 의식한다. 턱을 쇄골 쪽으로 당겨준다. 무릎을 세우고 양팔은 바닥을 짚어준다. 이때 두 발바닥에 중심을 같게 해주며 양쪽 어깨의 중심도 한 쪽으로 기울어지지 않게 중심을 잡는 것이 중요하다. 숨을 들이 쉬면서 엉덩이를 서서히 들어올린다. 이때 등뼈 밑에서부터 척추를 하나씩 말아올린다는 생각으로 올려준다. 최대로 들어올린 후 등 밑에서 두 손을 모아 깍지를 껴서 바닥에 놓아준다. 이때 호흡을 내쉬며 충분히 자세를 유지한다. 이 자세는 5회~7회 반복하는 것이 좋으며 천천히 진행하면서 중심의 변화와 함께 척추의 느낌을 인지해 가는 것이 중요하다. 깍지 낀 팔을 풀어서 원 위치로 두고 서서히 몸을 내려준다. 호흡을 편안하게 하며 다리를 끌어안아서 허리를 편안하게 정리해주고 반복해준다.

point 1-1

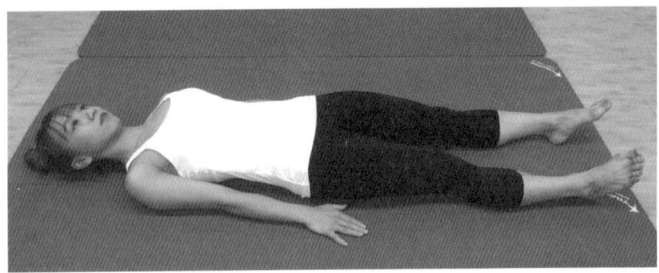

point 1-2

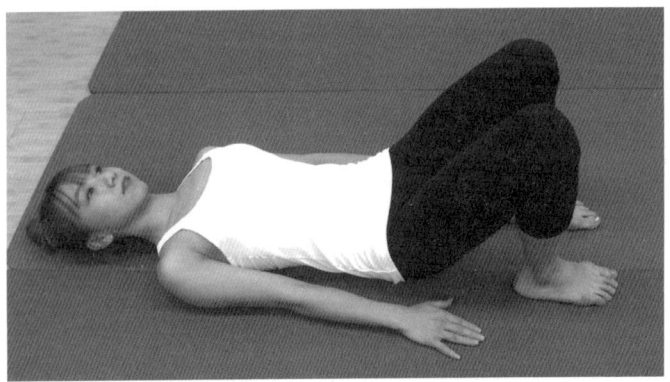

point 1-3

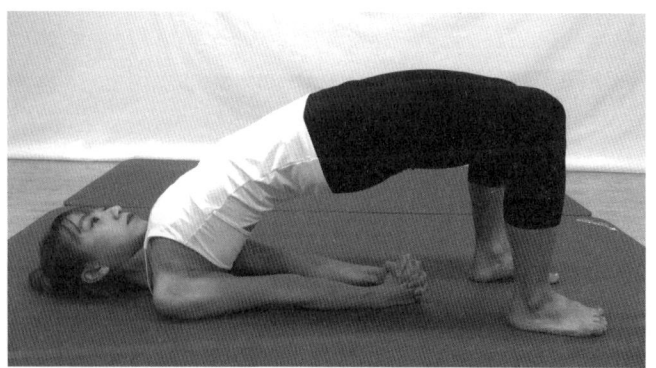

두 어깨, 발의 중심을 동일하게 유지

효과

척추를 최대한 바르게 사용하게 됨.
요추의 경직과 긴장을 풀어주는 데 효과적.
두 번에 나눠서 5회 이상씩 하면 척추 교정, 유연성, 통증완화에 효과적.
요추, 허벅지, 골반을 세밀하게 사용할 수 있음.

척추교정 _ point 2

누워서 다리 당기는 자세

✔ **방법** 반듯한 척추를 의식하며 눕는다. 똑바로 누운 상태에서 두 무릎을 세운다. 한쪽 다리를 반대쪽 다리위에 ㄱ자로 올려놓는다. 두 손을 아래 있는 다리 뒷쪽 허벅지를 감싸고 가슴쪽으로 당긴다. 두 손을 다시 풀어 그 다리의 무릎을 잡고 깍지를 낀 채로 숨을 들이쉬면서 상체를 들어서 무릎과 턱이 가까워지도록 한다. 자세를 유지하며 숨을 깊게 내쉰다. 충분히 자세가 인지되었다고 생각되면 서서히 상체를 내리고 다리를 풀어 호흡을 정리한다. 다리를 살며시 털어주고 몸통을 가볍게 움직여주며 서서히 편안한 호흡을 한 후 반대쪽을 이어간다. 불편한 쪽을 체크하여 반복한다.

point 2-1

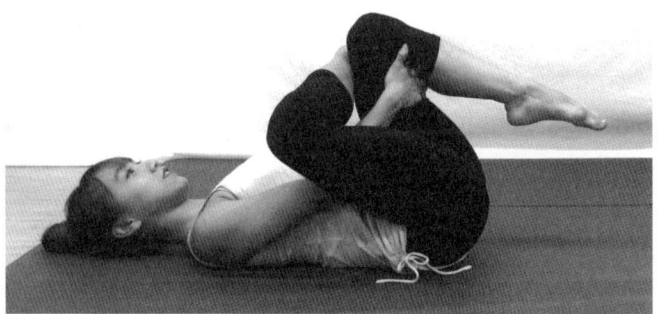

point 2-2

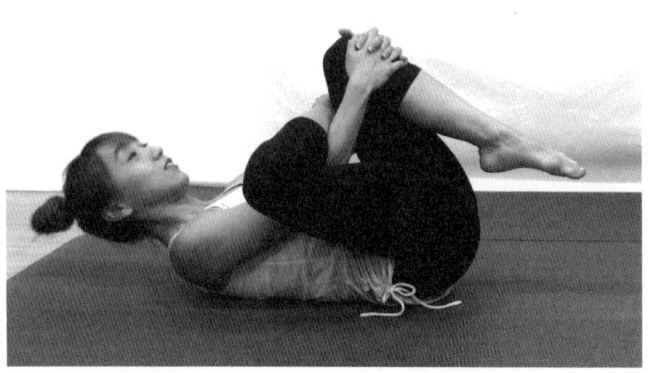

머리를 들어서 무릎과 거리를 최대한 가까이 유지한다

효과

척추의 유연성에 효과적.
전굴 자세가 어려운 신체 상태인 경우 자연스럽게 서서히 좋아짐.
턱과 무릎이 서서히 가까워지면서 척추의 긴장이 풀리고 유연해짐.
자신의 척추 불균형을 파악할 수 있음.
척추 측만증에 좋은 자세.
엉덩이를 유연하게 해주는 효과.

척추교정_ point 3

보트 자세

✔ **방법** 척추의 바른 상태를 의식한다. 엎드린 상태에서 이마를 바닥에 대고 팔은 몸통 옆에 펴서 내려놓는다. 두 다리를 편안하게 놓고 시작한다. 숨을 들이쉬면서 상체와 다리를 들어올린다. 머리를 일부러 뒤로 젖히려고 하지 않는다. 이때 뒷꿈치를 반드시 모아주어야 한다. 숨을 내쉬면서 자세를 유지한다. 이때 척추가 직선으로 강하게 조여짐이 느껴진다. 다리가 자꾸 떨어지거나 다리의 높이 차이를 확인해본다. 또한 상체가 똑바로 들리지 않고 기울어져서 들리는지를 체크해야 한다. 한편, 위로향한 개 자세의 팔 모양이나 만세 하듯이 두 팔을 위로 든 상태에서 보트 자세를 하는 경우도 있다. 자세가 충분히 유지되었으면 서서히 내려와서 5회 정도 반복한다. 마무리는 엉덩이를 뒤로 빼서 척추를 편하게 쉬도록 한다.

point 3-1

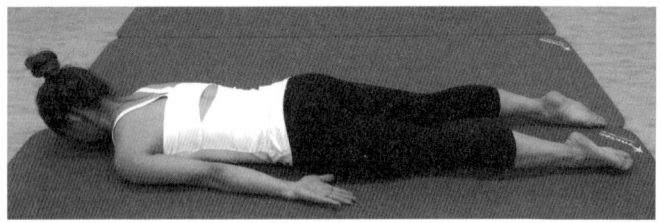

이마 또는 턱을 바닥에 대고 시작한다

point 3-2

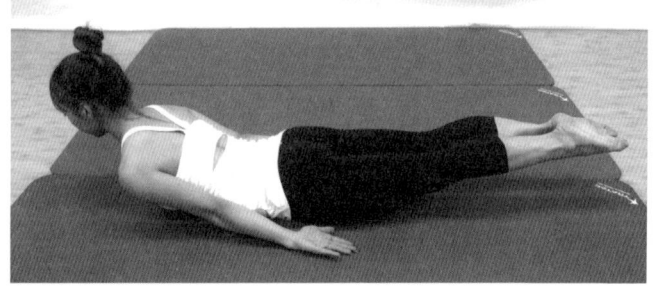

point 3-3

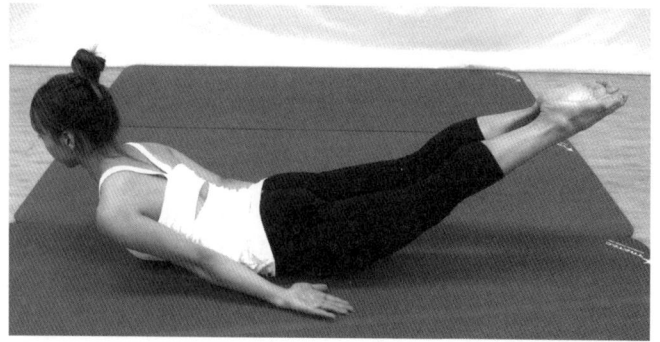

뒷꿈치는 반드시 모아서 자세를 유지한다

효과

척추를 튼튼하게 해주는 자세.

척추 마디마디에 영양을 공급해주는 효과.

척추 사이에 있는 근육을 강화시켜주는 자세.

척추 통증이나 디스크 수술 후 척추를 회복시켜주는 효과.

괄약근을 조여주는 효과와 복부의 힘을 길러줌.

코브라 자세, 메뚜기 자세도 같은 효과를 줌.

척추교정_ point 4

고양이 자세

✔ **방법** 어깨 넓이 정도로 팔과 다리를 벌리고 기어가는 자세로 시작한다. 팔과 다리의 중심을 한쪽으로 치우치지 않게 의식한다. 얼굴을 들어서 숨을 들이쉬며 좌골을 들어올린다. 복부를 충분히 이완시키며 엉덩이를 벌린다. 하늘을 바라보고 아치자세를 유지한다. 다시 척추를 반대방향으로 아치를 만들며 엉덩이와 무릎을 일직선으로 만든다. 얼굴을 쇄골 쪽으로 당겨주고 이때 숨을 충분히 내쉰다. 척추 마디 하나하나 다 느껴질 수 있도록 몸통을 수축, 이완시켜 준다. 이 자세를 반복해서 시행한 후 서서히 원래 기어가는 자세로 돌아간다. 반드시 마무리 자세까지 이어간다. 두 팔을 길게 바닥으로 뻗으며 엉덩이를 최대한 높게 들어 올리고 양쪽 겨드랑이가 바닥에 닿을 수 있도록 상체를 최대한 낮춰준다. 이때 역시 편안하게 호흡하며 엉덩이를 최대로 높게 유지해준다. 충분히 자세가 인지된 후 엉덩이를 뒷꿈치 쪽으로 낮추고 상체 역시 힘을 빼서 편안하게 엎드린 상태로 쉬어준다. 급하게 끝내지 않고 엎드린 두 자세까지 천천히 유지해주

고 마무리한다.

point 4-1

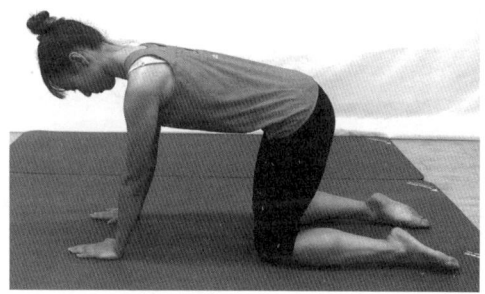

팔다리를 어깨 넓이만큼 벌린다

point 4-2

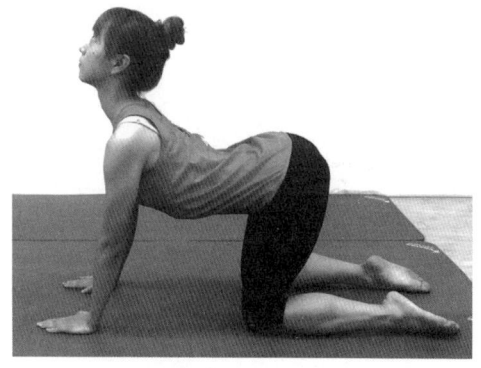

무릎과 엉덩이가 일직선이 되도록 자세를 유지한다

point 4-3

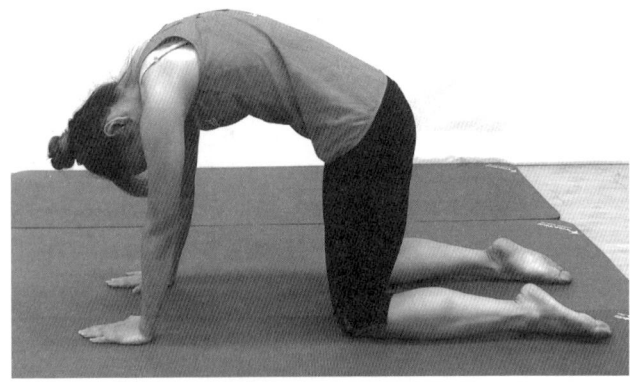

내쉬는 숨으로 자세를 인지시킨다

point 4-4

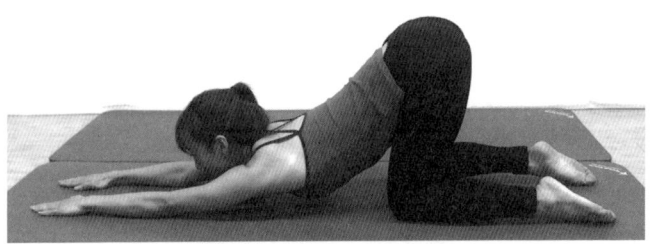

엉덩이를 최대로 높게 자세를 유지한다

point 4-5

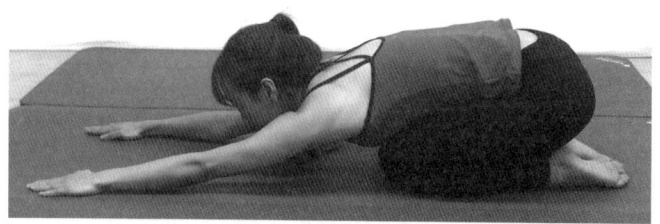

효과

척추의 긴장, 경직을 풀어주는 효과.
몸통 유연성에 효과적.
후굴, 전굴을 함께 해주기 때문에 몸통의 무리를 없애주는 데 효과적.
복부의 힘을 강화시켜주는 효과.
엉덩이를 높여주고 상체를 낮춰준 동작은 여성의 생리통 완화에 효과적.
임산부에게 권하는 자세.

척추교정 _ point 5

큰 삼각 자세 응용

✔ **방법** 두 다리에 정확한 중심을 두는데 의식을 둔다. 다리를 120도 정도 벌린 상태로 발의 방향은 앞을 향한다. 오른쪽을 시작할 때 오른발만 90도 오픈시켜준다. 이때 중심이 흐트러지지 않게 자세를 유지하며 오른쪽 다리를 굽혀서 무릎과 뒷꿈치가 직각이 되게 한다. 양팔은 넓게 벌리고 어깨를 최대한 내려준다. 가슴은 확장시킨 상태를 유지해준다. 왼쪽 발이 바닥에서 떨어지지 않도록 주의하고 다시 숨을 들이쉬며 두 팔을 모아 머리 위에서 깍지 낀다. 깍지 낀 팔을 유지하며 상체를 굽힌 오른쪽 다리 쪽으로 내려준다. 이때 척추를 반듯하게 편 상태를 유지해야 한다. 얼굴은 깍지 낀 손을 보며 숨을 내쉰다. 충분히 자세가 유지 되었으면 깍지 낀 손을 풀어 오른손으로 오른발 앞쪽 바닥을 짚어서 발과 키를 맞춰준다. 왼쪽팔은 기울인 쪽으로 길게 따라가 준다. 다시 숨을 들이쉬며 손을 발목으로 이동하여 잡고 위에 있는 왼팔을 등 뒤로 내려서 오른쪽 허벅지를 잡는다. 얼굴은 다시 위를 바라보며 자세가 충분히 인지될 수 있도록 유지해준다. 척추

가 최대한 펴지는 것을 느끼게 된다. 이 자세는 뒷꿈치, 무릎, 어깨가 일직선으로 유지되면 될수록 척추를 늘려주는데 효과적이다. 상체가 앞으로 숙여지지 않도록 주의한다. 호흡을 조절하며 서서히 걸어주고 옆구리를 돌려주며 숙여주기를 하여 서서히 정리한 후 반대쪽을 진행한다.

point 5-1

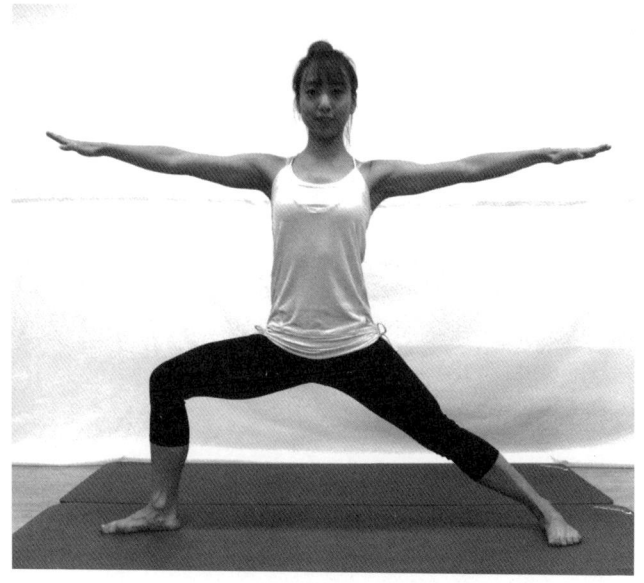

시작하는 쪽 발을 오픈한다

point 5-2

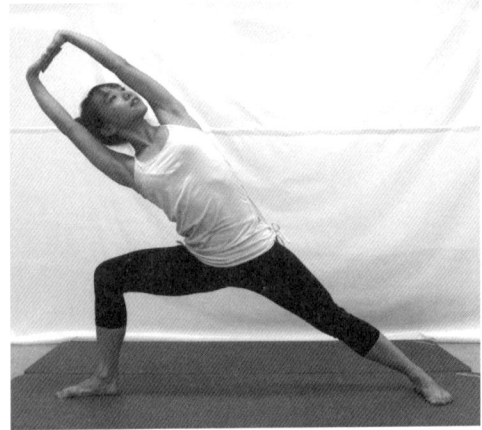

척추 편 상태를 유지한다

point 5-3

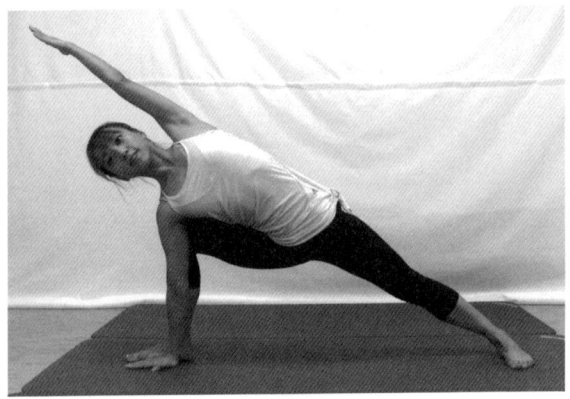

손 위치를 발과 키를 같게 자세를 유지한다

point 5-4

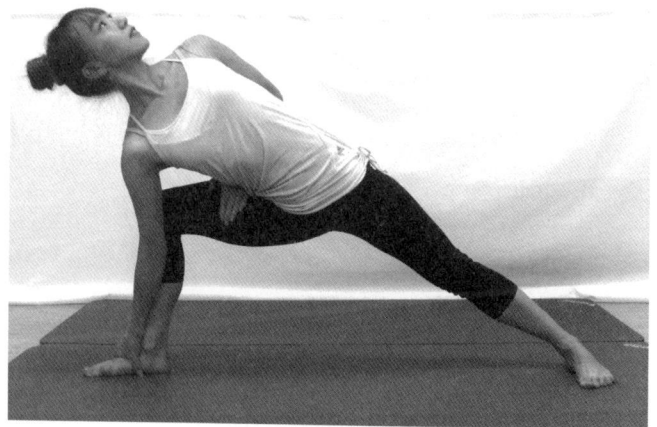

두 어깨를 일직선으로 유지시켜준다

효과

척추를 늘려주는 효과

양쪽의 기울어짐의 정도와 불편함을 체크하여 균형을 맞추는데 도움.

엉덩이와 골반 다리 근육 강화에 효과적.

움직임과 자각이 합해지는 점에서 서서 취하는 자세는 비슷한 효과를 줌.

몸 전체의 측면 부위 근육을 발달시키는 효과.

* 우리 신체 중 가장 불균형이 많은 어깨, 골반, 척추에 도움이 될 수 있는 자세들을 수련해 보았다. 무리해서 한꺼번에 많이 하는 것보다 서서히 자주 해 나가는 것이 중요하다. 지속적으로 움직여 주어야 신체의 경직이 없어지고 유연성이 생기면서 몸의 균형을 잡아주게 된다. 그런 다음에야 신체의 다이어트 효과를 쉽게 얻을 수 있다.

3장

정리와 휴식을 위한 필수 요가

 요가의 모든 자세를 정확하게 인지하는 것도 중요하지만 그에 따른 마무리, 호흡정리, 수축과 이완 등의 정리와 신체를 쉬게 해주는 것은 매우 중요하다. 항상 반대쪽으로 진행하기 전에 호흡을 정리하고 몸을 편안한 상태로 유지한 후 시작해야 한다. 요가는 무리하지 않아야 함이 철칙이다. 장시간 수련을 하는 것보다는 30분에서 50분씩 1일 2회 하는 것이 가장 적당하다. 쉼을 위한 자세로 송장자세와 복식호흡, 귀 압력자세, 목 풀기자세 I, II, 어깨, 등 쉼 자세, 허리 쉼 자세, 후굴자세 후 쉼 자세.

point 1 _ 송장 자세와 복식 호흡

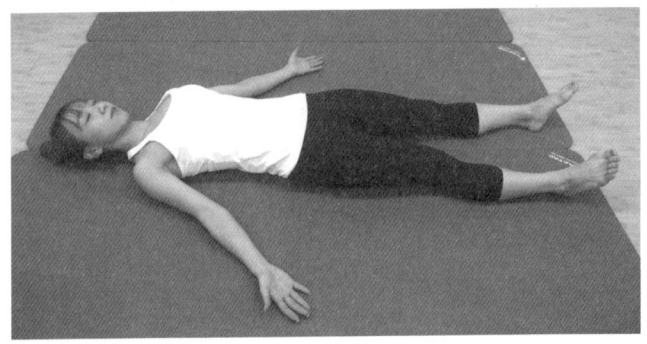

point 2 _ 귀 압력 자세

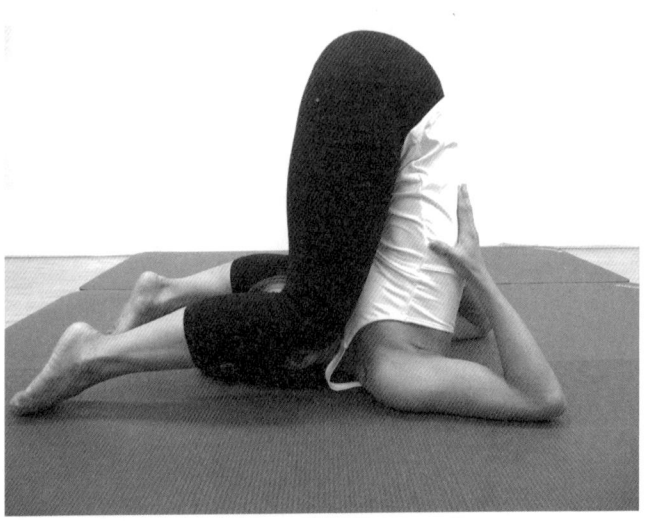

point 3 _ 목 풀기 자세 Ⅰ

point 4 _ 목 풀기 자세 Ⅱ

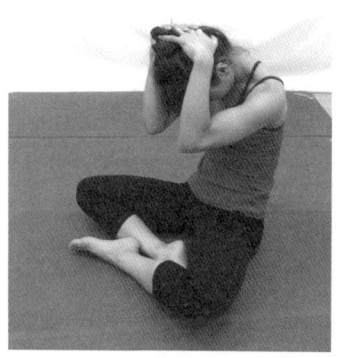

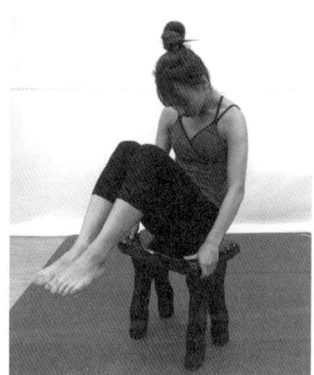

point 5 _ 어깨, 등 쉼 자세

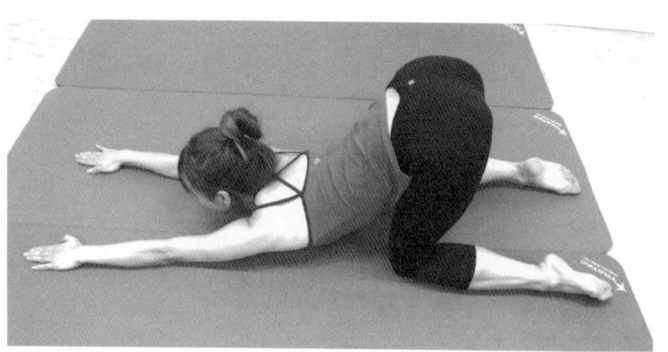

point 6 _ 허리 쉼 자세

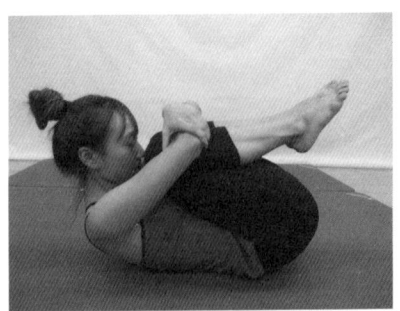

point 7 _ 후굴 자세 후 쉼 자세

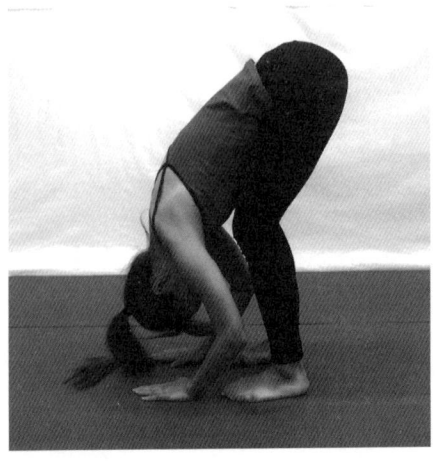

* 위의 point 1~point 7까지의 쉼 자세를 숙지하여 아사나 동작을 마친 후에 적절한 쉼 자세들을 선택하여 충분하게 활용해준다.

휴식을 위한 자세 _ point 1

송장 자세

✔ **방법** 온몸을 바닥에 대고 자신의 신체를 느끼며 편안하게 눕는다. 양팔은 손바닥을 위로해서 몸 옆에 내려놓는다. 두 다리는 힘을 빼서 살짝 벌리고 턱은 쇄골 쪽으로 당겨준다. 두 눈은 지그시 감고 얼굴은 편안한 미소를 지으며 모든 생각을 없애고 편안한 호흡으로 자세를 유지한다. 충분히 자세를 유지하는 것이 좋으며 요가수련 시 맨 마지막에 해주는 것이 좋다. 수련시간이 길 때, 30분 이상 일 때는 중간에 한 번씩 송장 자세를 취해서 몸 전체에 쉼을 주며 호흡도 정리할 수 있는 시간을 할애한다.

* 송장 자세에서의 복식 호흡

송장 자세를 한 후 한 손으로 배를 쓸며 돌려서 장기를 자극해준다. 다른 한 손은 가슴 위에 올려 놓고 흉상호흡이 되지 않도록 체크해준다. 그 상태에서 커다랗게 배를 부풀리며 숨을 들이쉬고 내쉬는 숨에 배를 가라앉게 한다. 복식 호흡은 천천히 진행하면서 장기가 모두 자극받을 수 있도록 해야 한다. 특히 내쉬는 숨은 깊게 하여 노폐물이 밖으로 최대한 많이 배출될 수 있도록 한다.

point 1-1

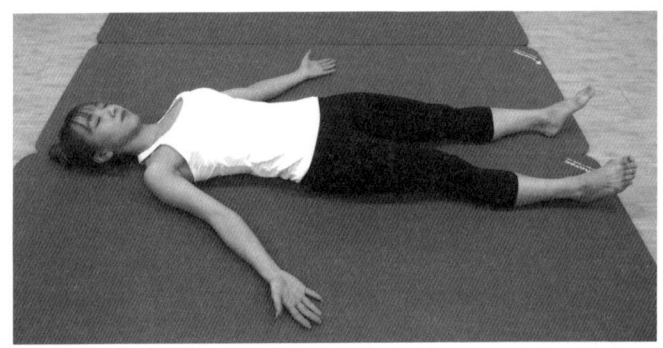

턱을 쇄골 쪽으로 당김

효과

전신을 편하게 쉬게 해주는 자세로 긴장된 근육을 풀어주는 효과.
의식을 한 곳으로 모으고 집중할 수 있는 자세이며 복식호흡을 동반할 경우 장기에 자극을 주어 다이어트에 효과적.
혈액순환에도 도움.

휴식을 위한 자세 _ point 2

귀 압력 자세

✔ **방법** 똑바로 누운 상태에서 손등을 위로 하고 바닥을 눌러주며 숨을 들이마시면서 두 다리를 들어서 머리 뒤로 넘긴다. 손으로 허리를 잡아주고 두 다리는 길게 펴서 멀리 보내준다. 숨을 내쉬며 자세를 유지해주고 장기를 자극시킨다. 다시 숨을 들이쉬며 두 무릎을 굽혀서 양쪽 귀 옆으로 당겨들인다. 충분히 당기면 무릎이 바닥에 닿기도 한다. 양쪽 무릎으로 귀를 지그시 눌러주며 숨을 깊게 내쉰다. 요추부터 엉덩이, 허벅지 뒤가 당겨져서 시원함을 느끼게 된다. 자세를 충분히 유지하며 인지시킨다. 마무리할 때는 척추에 무리가 오지 않도록 서서히 등을 말아서 척추를 하나씩 바닥에 닿게 한다는 느낌으로 내려준다. 서서 하는 자세나 후굴 자세를 위주로 했을 경우 잠시 누워서 귀 압력 자세를 하면 다리, 목 부위에 편안함을 준다.

point 2-1

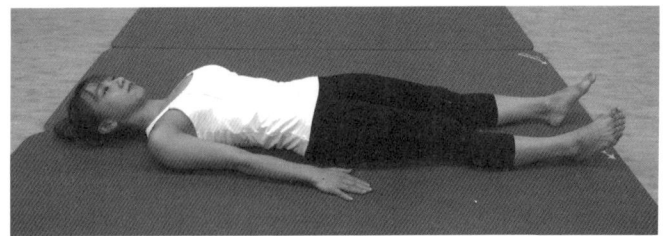

point 2-2

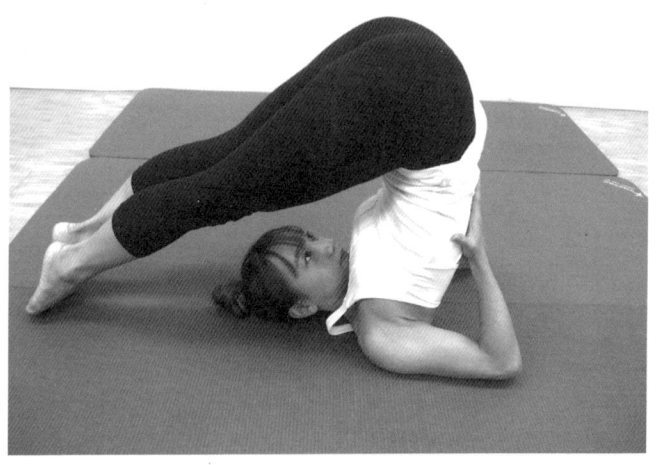

point 2-3

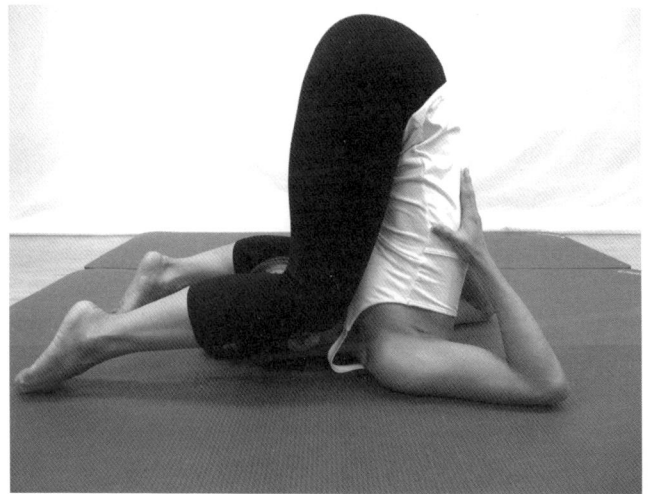

귀를 지그시 눌러주며 유지

효과

목, 심장, 다리를 편하게 쉬게 해주는 효과.
뒷목이 아픈 느낌을 주기도 하는데 서서히 시원함을 느끼면서 스트레칭을 시켜줌.
뒤로 젖히는 자세 후에 귀 압력 자세를 취하면 효과적.
귀를 누르는 자세를 취하면 외부와 차단되는 느낌을 주고 집중이 되면서 편안하게 자세를 유지할 수 있음.

휴식을 위한 자세_ point 3

목 풀기 자세

✔ **방법** 반가부좌 자세 또는 편안하게 다리를 놓은 자세로 앉는다. 두 팔로 머리 뒤에서 깍지를 낀다. 이때 팔꿈치를 양옆으로 벌려주고 척추를 반듯하게 펴준다. 호흡을 들이쉬며 턱을 쇄골 쪽으로 당겨준다. 깍지 낀 팔을 모아서 머리를 앞으로 숙이고 팔꿈치를 모아준다. 내쉬는 숨에 몸통을 안으로 넣어주며 승모근까지 자극을 주도록 깊게 유지해준다. 이때 뒷목이 시원함을 느끼게 된다. 천천히 5회 정도 반복해준다. 마지막에 목을 길게 뒤로 젖혀서 앞 목을 한 번씩 자극해주며 편안한 호흡으로 정리해준다.

point 3-1

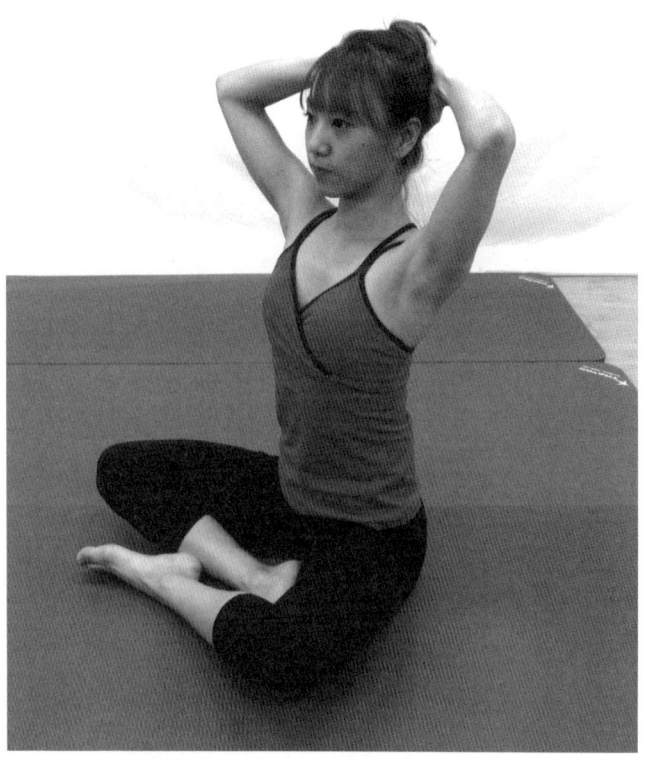

가슴을 확장하고 척추를 펴기 위해 팔꿈치를 옆으로 유지한다

point 3-2

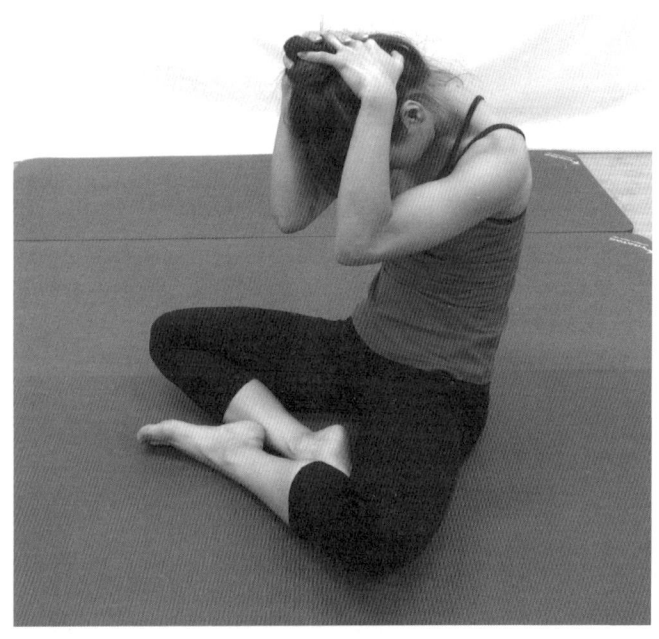

팔꿈치를 모아주고 좌골을 느끼며 내쉬는 숨으로 자세를 유지한다

효과

목의 경직이나 긴장을 풀어주고 피로 해소의 효과

목 뿐 아니라 깊숙이 숙이면서 승모근의 긴장도 해소하는 효과.

목과 승모근의 유연성에 효과적.

좌골을 느끼며 요추, 척추 승모근, 목까지 스스로 체크하고 인지하게 해주는 효과.

휴식을 위한 자세_ point 4

목 풀기 자세 Ⅱ

✔ **방법** 의자에 앉은 상태에서 목 풀기를 할 때 좌골이 느껴지도록 의자의 앞부분에 앉는다. 척추를 반듯하게 펴고 두 팔은 양쪽 엉덩이 옆 의자를 잡는다. 두 다리는 발까지 모아서 발바닥을 바닥에 펼쳐놓는다. 머리를 뒤로 하여 하늘을 보며 가슴을 확장한다. 호흡을 편하게 유지하며 목 앞부분을 길게 늘려준다. 충분히 자세가 인지된 후 들이쉬는 숨에 턱을 쇄골 쪽으로 당기고 양쪽 무릎을 들어서 이마와 가깝게 모아준다. 이때 내쉬는 숨이다. 다리가 벌어지거나 발바닥이 떨어지지 않도록 유의하며 엉덩이 중심이 의자에 밀착되는 것에 유의하여 자세를 유지한다. 사무실이나 학교 등에서 활용할 수 있는 자세이다. point 4-1 자세는 처음 시작할 때와 마무리할 때 해주면 엉덩이 몸통 목, 다리 등이 편안해진다.

point 4-1

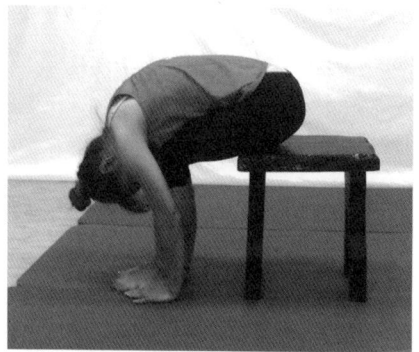

뒷목에 자극이 올 때까지 자세를 그대로 유지시킨다

point 4-2

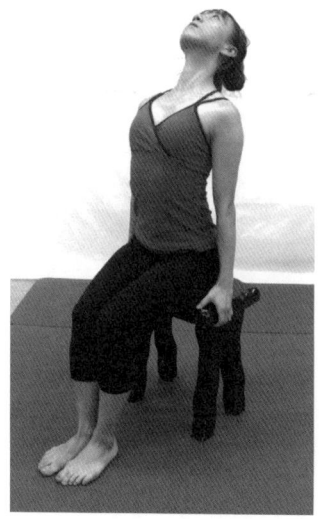

point 4-3

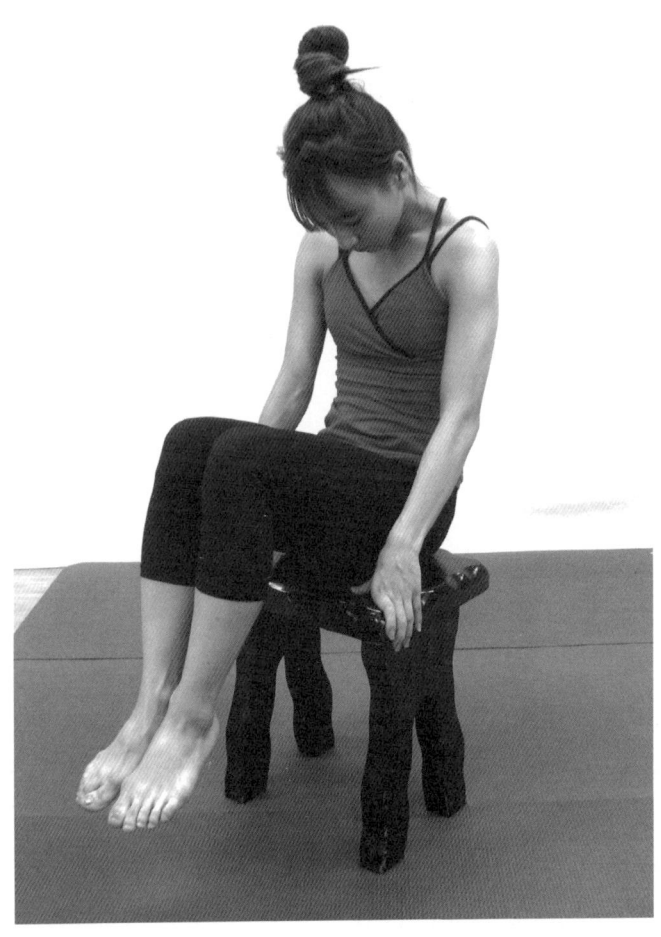

point 4-4

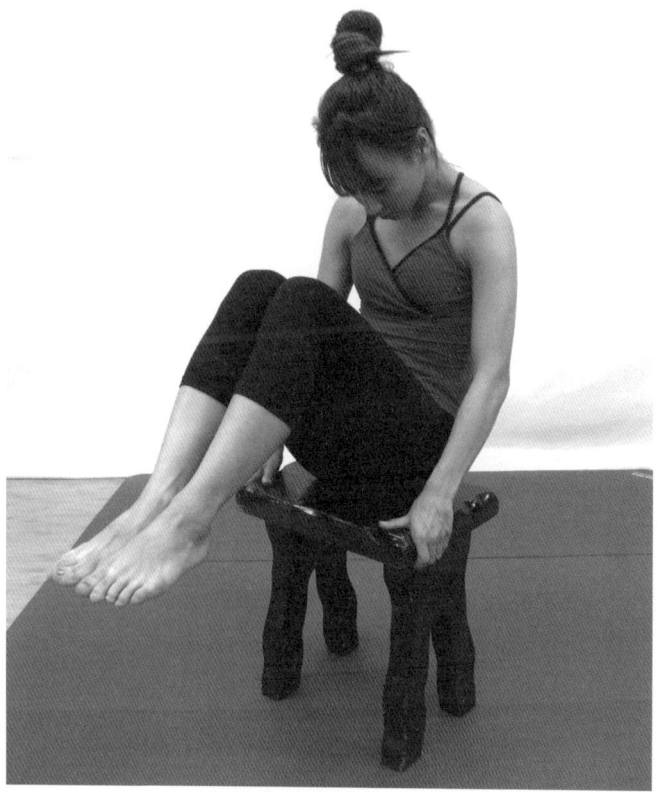

턱을 쇄골 쪽으로 당겨준다

효과

목의 피로를 풀어주는 효과.
다리를 떨어뜨리지 않도록 다리의 내전근을 강화시켜 주는 효과.
골반과 자궁 수축에도 효과적.
복부 다이어트와 엉덩이 근육에도 좋은 자세.

휴식을 위한 자세 _ point 5

어깨·등 쉼 자세

✔ **방법** 다리를 살짝 벌린 상태에서 손바닥을 바닥으로 하고 팔을 길게 뻗어 엎드린다. 등을 납작하게 하여 자세를 충분히 유지한 상태에서 호흡을 해준다. 서서히 팔을 앞으로 이동시키며 엉덩이를 높게 들어올린다. 겨드랑이가 바닥에 닿을 정도로 상체를 낮추고 엉덩이를 높게 해준다. 턱을 되도록 바닥에 대주며 시선은 앞을 보고 자세를 유지해 준다. 자세를 충분하게 인지시키며 호흡을 길게 해준다.

point 5-1

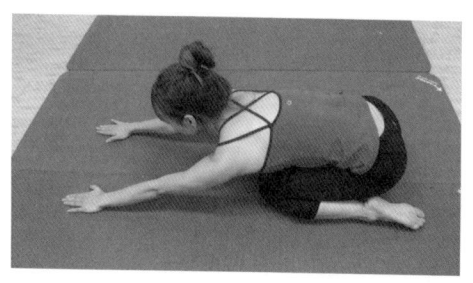

point 5-2

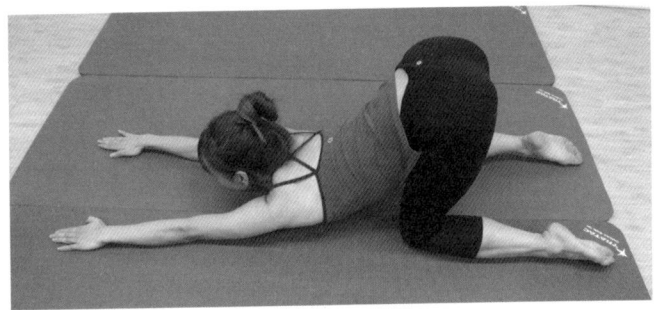

겨드랑이를 바닥으로 밀착

효과

어깨와 척추를 늘려주는 효과.
어깨와 척추, 요추 사용이 많았을 경우에 쉼을 주는 효과.
자궁을 자극하고 생리통 완화에 효과적임.

휴식을 위한 자세 _ point 6

허리 쉼 자세

✔ **방법** 똑바로 누운 상태에서 두 다리를 모아 가슴으로 끌어 앉는다. 두 팔로 다리를 완전하게 감싸서 끌어앉는다. 들이쉬는 숨에 머리를 들어서 얼굴과 무릎이 가깝게 한다. 이때 요추가 바닥에 닿는 것을 인식하고 복부로 힘을 집중시키며 눈을 지그시 감고 숨을 내 쉰다. 충분히 자세가 유지되었으면 그 상태로 허리를 앞뒤로 살짝 굴려준다. 요추를 마사지하듯이 반복해준 후 서서히 머리를 내리고 팔을 풀어 편히 쉰다. 허리를 많이 사용했거나 허리의 통증이 있을 때 허리를 쉬게 해주는 자세이다.

point 6-1

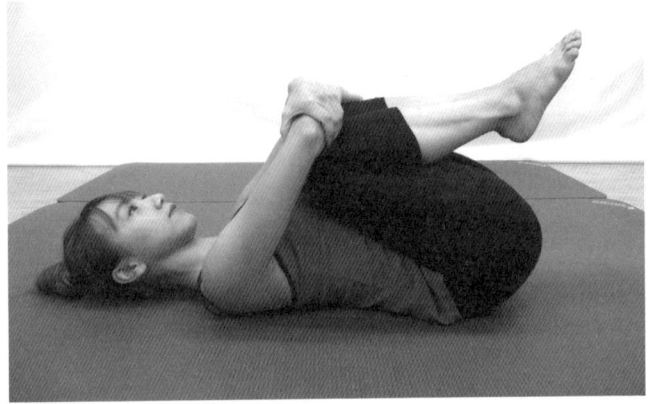

point 6-2

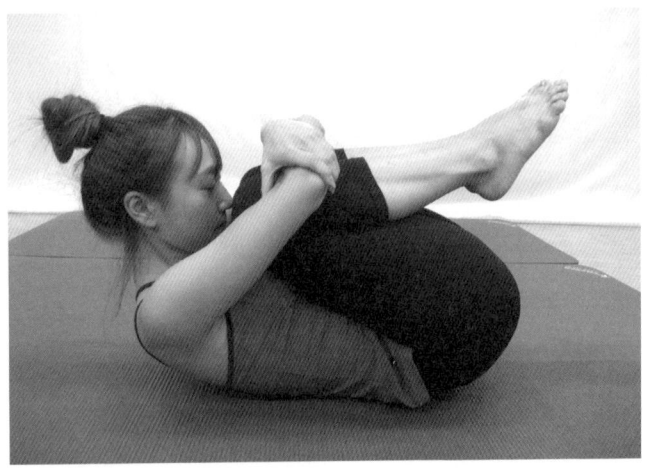

요추 전체가 바닥에 닿도록 자세를 유지한다

효과

허리를 바닥에 닿게 해주기 때문에 쉼을 느끼게 되며 무리했던 허리를 중간에 한번씩 이 자세를 해줌으로 완충효과, 마사지 효과.

허리통증을 완화해주는 효과.

휴식을 위한 자세 _ point 7

우글 자세 우 쉼 자세

✔ **방법** 서 있는 자세에서 다리를 편하게 벌리고 두 발로 바닥 전체를 닿도록 의식을 갖는다. 들이쉬는 숨에 두 팔을 가슴 앞에서 모아 합장한다. 충분히 자세를 유지하며 내쉬는 숨으로 자세를 인지한다. 팔을 풀며 상체를 바닥으로 내려주고 두 손으로 바닥을 짚는다. 이때 두 발의 중심을 의식하고 두 무릎을 굽혀준다. 머리도 편안하게 내려주며 호흡한다. 두 손에도 중심을 나누어주고 자신의 신체를 인지한다. 엉덩이를 위로 들어올려서 요추가 펴질 수 있도록 유도하며 지나치게 상체를 다리 쪽으로 당겨서 무리하지 않는다.

point 7-1

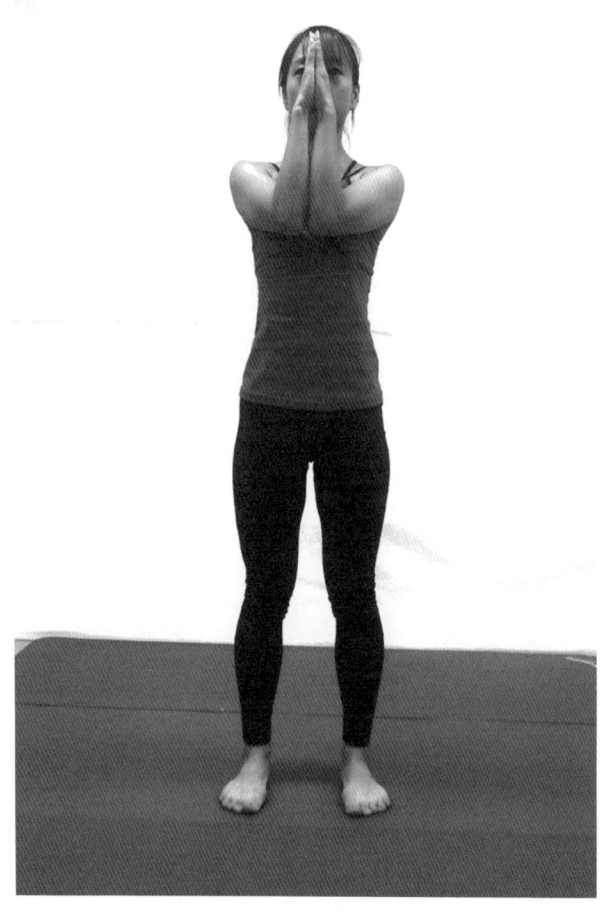

팔꿈치를 모으고 들이쉰 숨으로 자세를 시작한다

point 7-2

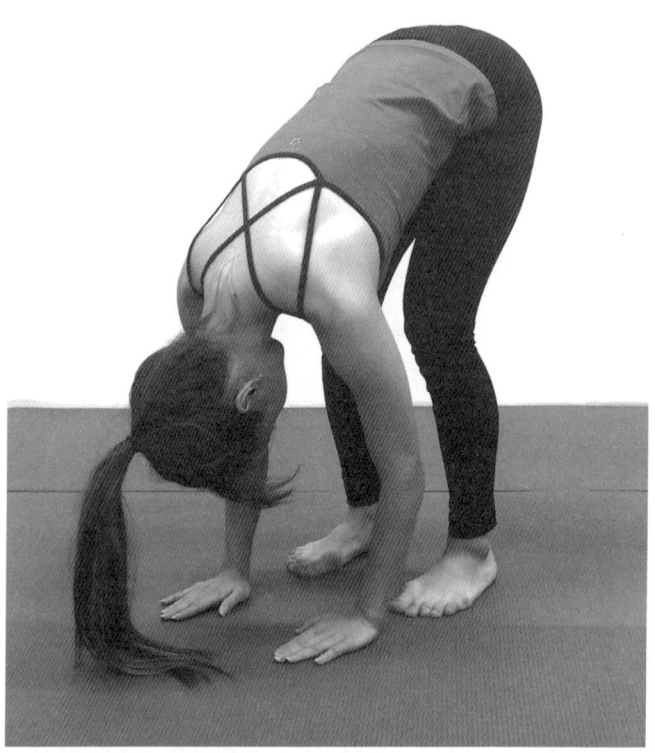

point 7-3

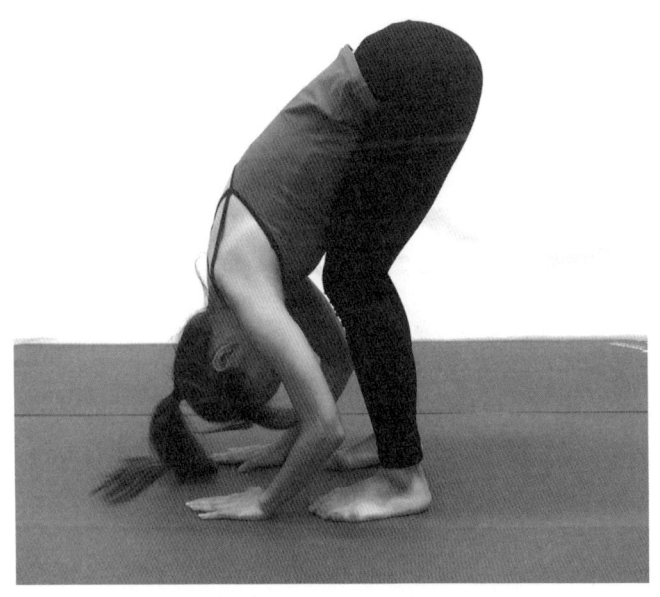

양손과 발에 중심을 두고 내쉬는 숨으로 편하게 자세를 유지한다

효과

직립 자세, 활 자세 비튼 삼각 자세 등을 한 후 마무리 자세.
허리, 몸통, 다리, 목 등을 편안하게 해주는 효과.
손바닥, 발바닥을 바닥에 대면서 편안함을 의식하게 되는 효과.

효과적 신체교정을 위한 방법

경직, 결림 풀기 → 유연성 → 불균형 회복 → 다이어트

point 요가는

수축과 이완을 함께 해준다.
기혈풀기부터 아사나, 쉼까지가 Point 요가의 완성이다.
한 번에 긴 시간 수련은 금지한다.
수련 시간은 30분~60분이 적당하다.
1일 30분씩 2~3회 반복하는 것이 좋다.
신체교정을 위한 Point 요가를 꾸준히 수련한 후에
다이어트를 위한 Point 요가를 진행하면 다이어트에 매우 효과적이다.

김현남

이화여자대학교 체육대학 무용과 및 대학원 졸업. 한양대학교 체육대학 박사과정 졸업 및 박사학위 취득(2003). 현재 한국체육대학교 생활무용학과 교수로서 현대무용과 요가를 가르치고 있으며, 한국현대무용협회 회장(2014.2~현재) 및 한국무용예술학회 부회장, 국립현대무용단 이사로 재임 중이다.

신체교정을 위한 Point YOGA

초판 1쇄 발행 2016년 2월 25일

지 은 이 김현남
펴 낸 이 최종숙
펴 낸 곳 글누림출판사

책임편집 이태곤
편　　집 문선희 박지인 권분옥 오정대 이소정
디 자 인 안혜진 이홍주
마 케 팅 박태훈 안현진

주　　소 서울시 서초구 동광로46길 6-6(반포4동 577-25) 문창빌딩 2층(우 06589)
전　　화 02-3409-2055(대표), 2058(영업), 2060(편집)
팩　　스 02-3409-2059
전자메일 nurim3888@hanmail.net
홈페이지 www.geulnurim.co.kr
등록번호 제303-2005-000038호(2005.10.5)

정 가 10,000원
ISBN 978-89-6327-338-9 13510

출력/인쇄·성환C&P **제책·**동신제책사 **용지·**에스에이치페이퍼